UN ESPRIT SAIN DANS UN CORPS SAIN

octobre 2024

SANTÉ

La collection « Santé » est dédiée à tous nos livres traitant de la bonne santé, notamment naturelle, pour renouer avec les besoins naturels du corps, mais aussi de l'esprit par extension. Quiconque souhaitant retrouver le chemin de la pleine santé trouvera son compte dans ces ouvrages !

ISBN : 978-2-491031-31-2
www.exuvie.fr

Couverture et illustrations : Marion Goux
Maquette : Sandy Rémy

Roger Le Madec

UN ESPRIT SAIN DANS UN CORPS SAIN

LA VRAIE NOURRITURE DE L'HOMME

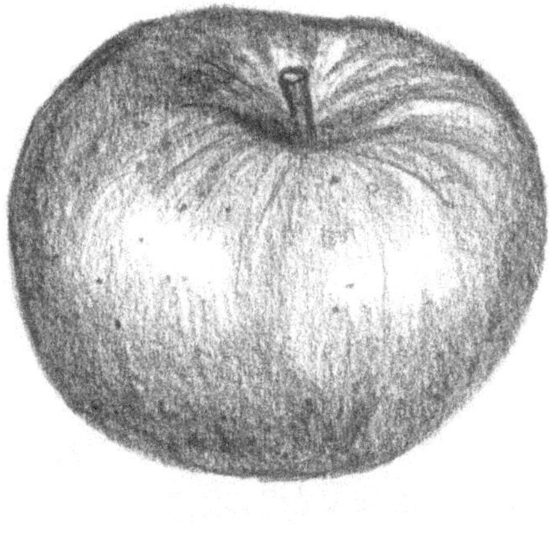

exuvie
ÉDITIONS

NOTE D'ÉDITEUR

La première fois que j'ai rencontré Roger Le Madec, c'était pour l'interviewer dans le cadre de mon film documentaire *Le jeûne à la croisée des chemins*. Lors d'une après-midi ensoleillée d'avril, au bord de l'Erdre, nous avons longuement échangé sur sa vie, son rapport au jeûne et plus globalement sa passion vibrante pour l'hygiénisme. C'est ce qui nous reliait, en plus d'une forte amitié commune avec Désiré Mérien.

Ce fut une rencontre marquante pour moi. J'y ai découvert un homme affable, généreux, altruiste et résolu encore à 85 ans à aider l'Autre. Nos échanges se sont poursuivis à distance pendant plusieurs mois. Et, lorsque j'ai lancé les éditions Exuvie, nous avons convenu de diffuser son livre auto-édité *Un esprit sain dans un corps sain*, afin que je distribue les exemplaires qui lui restaient. Quelques semaines plus tard, son fils Jean-Marie m'appelait : « Mon père m'a demandé de vous contacter lorsqu'il partirait, il nous a quittés hier. » Un sentiment double s'est alors installé en moi : une profonde tristesse de ne plus pouvoir échanger avec un homme de bien et la gratitude d'avoir pu faire connaître plus largement son apport à l'hygiénisme juste avant qu'il ne nous quitte.

Beaucoup de personnes m'ont demandé de rééditer ce livre qui fut rapidement épuisé. C'était également important pour moi de perpétuer la mémoire de Roger. Aussi, avant même que je n'édite un seul livre, il était présent dans notre catalogue avec son ouvrage, qui a permis de lancer la dynamique d'Exuvie en transmettant autour d'elle des valeurs de santé intégrale naturelle. Dix-huit mois plus tard, je suis heureux et fier d'enfin pouvoir rééditer le fruit du travail de dizaines d'années. Marion Goux a réalisé une couverture magnifique et nous avons intégralement repris le manuscrit original pour le corriger et le remettre en page.

Un esprit sain dans un corps sain s'inscrit dans la lignée originelle des travaux d'Herbert Shelton, qui ont influencé les deux plus grands hygiénistes français que sont Albert Mosséri et Désiré Mérien. Ce sont eux qui ont contribué à former Roger à cette pratique et philosophie de vie. Roger synthétise ici l'apport considérable de ces trois personnes en s'orientant préférentiellement vers Désiré Mérien, son ami de longue date.

Si les recommandations et affirmations présentes au fil des chapitres ne correspondent pas toutes à ma sensibilité d'hygiéniste, j'y vois davantage un élan de transmission passionné que des contradictions. En rééditant ce livre, j'y mets l'intention d'une invitation à réfléchir, sentir, mieux comprendre, se responsabiliser et passer à l'action avec bon sens sur l'ensemble des plans qui influence notre bien-être. Car là où certains hygiénistes peuvent tomber dans l'écueil en se focalisant exclusivement sur l'alimentation, Roger avait cette ouverture vers d'autres aspects moins matérialistes, mais tout aussi essentiels. Puisse cet ouvrage t'être utile cher lecteur, en te donnant l'envie de rayonner la pleine santé. Une quête qui devrait animer chacun d'entre nous.

Fabien Moine,
Fondateur des éditions Exuvie

AVANT-PROPOS

En écrivant cette note, jamais je ne pourrai égaler la fierté qu'a eue mon père en publiant cet ouvrage. Ne sachant pratiquement ni lire ni écrire à l'âge de 13 ans, porté par sa passion pour l'hygiénisme, ce fut son plus grand pied de nez à une enfance difficile. Ma mère, ma sœur et moi étions pleins d'admiration, lorsqu'à plus de 80 ans il parcourait encore le Grand Ouest de la France, le coffre de sa voiture plein de livres, pour porter « la bonne parole ». Grâce au travail de Fabien, cette 3e édition prouve que son message continuera de passer et je suis sûr qu'il en serait heureux. Il nous a quittés le jour de Noël et demeurera pour beaucoup l'exemple du courage et de l'humilité.

Jean-Marie Le Madec

L'esprit sain dans un corps sain est un vieil adage
que l'on cite souvent.

Mais certains de nos contemporains
ne comprennent pas la valeur profonde
de cette citation philosophique.

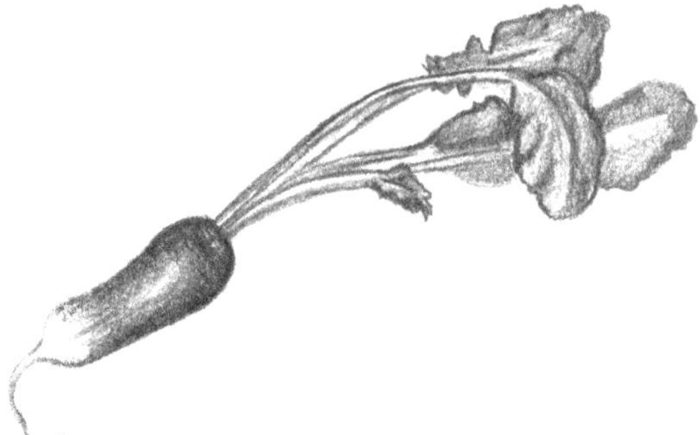

TABLE DES MATIÈRES

INTRODUCTION

Pendant trente ans, j'ai mené en parallèle une vie professionnelle très intense de chef d'entreprise et une vie de recherche sur la vraie nourriture de l'homme.

Ma vie professionnelle, dans un grand groupe national de prêt-à-porter dont j'étais l'un des fondateurs, m'a apporté beaucoup d'expérience en relations humaines. Mais mes recherches et mes découvertes sur la vraie nature de l'homme ont été d'une richesse incalculable.

C'est en 1975 que tout a basculé : j'avais beaucoup lutté pour arriver à cette situation professionnelle, mais je recherchais autre chose.

De plus, deux événements majeurs m'avaient bouleversé : la mort de deux beaux-frères, la même année, par maladie dégénérative. Ce fut pour moi un bouleversement.

Dans ma vie quotidienne, mon corps aussi me signalait divers maux : problèmes de sommeil, foie, palpitations, crises de tachycardie, douleur à la hanche.

Lors d'un entraînement de culture physique, mon ami Jean Lassale me conseilla la lecture d'un livre, *Ne plus jamais être malade*, du docteur Jackson. L'auteur, condamné par la science à 40 ans, vécut jusqu'à 96 ans.

Ce fut une découverte : l'ouverture de nouveaux horizons pour une meilleure santé, un nouveau mode de vie, une autre façon de s'alimenter, de se soigner, pour moi, le POINT DE DÉPART de mes recherches et expériences.

Quelle était la cause majeure de la mauvaise santé de l'être humain ?

L'IGNORANCE D'UNE ALIMENTATION SAINE

Un malade recherche à l'extérieur les causes de sa maladie alors que tout se passe à l'intérieur du fait d'une nourriture non appropriée.

« Manger de tout et ce qui nous plaît » n'est pas ma devise.

Par contre manger équilibré a un effet bénéfique sur la santé et sur le bien-être.

Il suffit d'appliquer les moyens naturels mis à notre disposition :

- les aliments appropriés,
- le soleil,
- le repos, le sommeil,
- les exercices,
- la relaxation,
- la maîtrise de nos émotions,
- le jeûne : ce repos physiologique et psychologique est un moyen considérable pour retrouver la santé.

chapitre 1

TABLEAU COMPARATIF DE L'ANATOMIE ET DE LA PHYSIOLOGIE DE DIVERSES ESPÈCES ANIMALES DONT L'HOMME

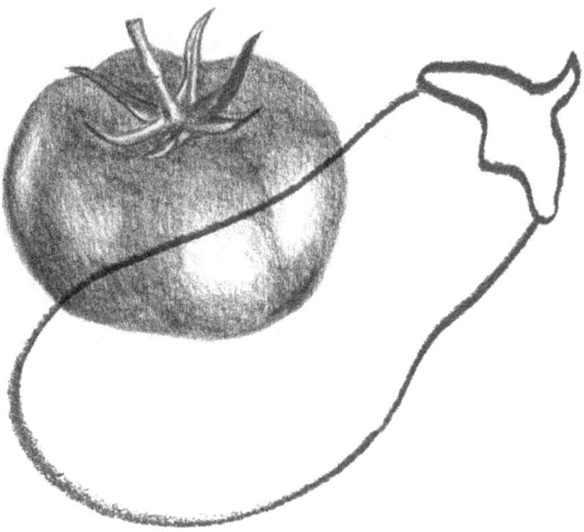

Le carnivore	**L'omnivore**	**L'herbivore**
Placenta zoniforme	Placenta non caduc	Placenta non caduc
Griffes	Sabots	Sabots fendus
Les yeux regardent de côté	Les yeux regardent de côté	Les yeux regardent de côté
La peau n'a pas de pores	La peau a des pores	La peau a des pores (sauf les pachydermes comme l'éléphant)
Molaires pointues	Molaires avec pli	
Formule dentaire 5 à 8.1.6.1.5 à 8 5 à 8.1.6.1.5 à 8	Formule dentaire 8.1.2 à 3.1.8 8.1.2 à 3.1.8	Formule dentaire 6.0.0.6 6.1.6.1.6
Glandes salivaires petites	Glandes salivaires bien développées	Glandes salivaires bien développées
Réaction de la salive et de l'urine : acide	Salive et urine : acide	Salive et urine : acide
Langue qui râpe	Langue lisse	Langue lisse
Mamelons sur l'abdomen Estomac simple	Mamelons sur l'abdomen Cul-de-sac arrondi	Mamelons sur l'abdomen Estomac en trois compartiments (chez le dromadaire et certains ruminants en 4)
Le canal intestinal a 3 fois la longueur du corps	10 fois la longueur du corps	La longueur du canal varie selon les espèces. D'habitude elle a 10 fois la longueur du corps
Le côlon est lisse	Le canal intestinal est lisse et convoluté	Le canal intestinal est lisse et convoluté
Vit de chair animale	Vit de chair animale, de charogne et de plantes	Vit d'herbes et de plantes

Singes anthropoïdes	L'homme
Placenta discoïdal	Placenta discoïdal
Ongles plats	Ongles plats
Les yeux regardent en avant	Les yeux regardent en avant
Des millions de pores	Des millions de pores
Molaires émoussées	Molaires émoussées
Formule dentaire 5.1.4.1.5 5.1.4.1.5	Formule dentaire 5.1.4.1.5 5.1.4.1.5
Glandes salivaires bien développées	Glandes salivaires bien développées
Salive et urine : alcaline	Salive et urine : devraient normalement être alcalines
Langue lisse	Langue lisse
Glandes mammaires sur la poitrine	Glandes mammaires sur la poitrine
Estomac avec duodénum (comme 2e estomac)	Estomac avec duodénum (comme 2e estomac)
Le canal intestinal est convoluté	Le canal intestinal est convoluté
12 fois la longueur du corps	12 fois la longueur du corps
Vit de fruits et de noix	Devrait vivre de fruits et de noix

Il n'y a pas d'animaux omnivores sur terre.
Chaque espèce a une alimentation propre, bien spécifique,
dans son milieu originel et à l'état cru.

L'ANIMAL NE SAIT PAS UTILISER LE FEU

L'homme ne peut pas faire exception à cette règle nutritionnelle fondamentale. Il a une anatomie physiologique qui correspond à l'alimentation prévue par la nature : LES FRUITS.

Toute conception basée sur le calcul des calories, des rations chimiques ou de la richesse en oligoéléments est arbitraire.

La spécificité alimentaire d'une race animale (l'homme en fait partie) ne s'étudie pas en laboratoire par des analyses chimiques faites sur les aliments mais en comparant le tube digestif, la dentition, les intestins des carnivores, omnivores, herbivores et frugivores.

L'homme n'étant ni un LION (carnivore), ni une VACHE (herbivore), ni un PIGEON (granivore), il doit manger comme le SINGE (frugivore) dont il a le même tube digestif et le même ADN.

L'homme a le même intestin, le même côlon, le même estomac, le même foie, le même pancréas, les mêmes reins que les SINGES anthropoïdes qui ne mangent que des fruits. Son alimentation sera donc de 80 % de fruits crus variés et de 20 % de légumes verts et racines.

Plus l'homme s'éloigne des normes de la nature, dans ses habitudes alimentaires, plus sa santé se détériore.

Si l'on reprend dans le détail le tableau des apparences anatomiques et physiologiques, on constatera que :

Le placenta

D'après le professeur Huxley, c'est la meilleure base de la classification des espèces. Le carnivore a un placenta zoniforme en forme de sphère. L'être humain a un placenta discoïdal en forme de disque.

La dentition

Si vous observez celle d'un chien, vous remarquerez que les canines sont longues, coniques et tranchantes dans le but de déchirer et couper. Leurs incisives sont petites.

Les canines de l'être humain sont plus pointues, de même dimension que les incisives qui elles, sont verticales et tranchantes comme chez les singes. Elles servent à couper les fruits et légumes crus.

Le cheval possède aussi des canines et pourtant il ne mange pas de viande.

L'Homme appartient donc à la catégorie des frugivores.

Les glandes mammaires

Chez le carnivore et l'omnivore, elles sont rangées le long de chaque côté de l'abdomen. Chez l'être humain, les deux glandes mammaires sont de chaque côté de la poitrine.

Le canal intestinal

Les carnivores ont un intestin très court (trois fois la longueur du corps) comparativement à celui de l'homme (douze fois la longueur du corps). La longueur des intestins est fonction des aliments digérés notamment la cellulose. Elle est inexistante chez le carnivore car il ne mange pas de légumes. L'herbivore a besoin d'intestins très longs pour digérer toute la cellulose de l'herbe.

En comparaison, l'homme possède un côlon convoluté de dimension moyenne, bien conçu pour le transit de la cellulose des fruits et légumes. Il n'est pas adapté pour recevoir des aliments carnés.

L'intestin du carnivore est lisse et court. Il est parfaitement adapté pour digérer la viande qui demande un passage rapide.

Le foie

Si l'on se réfère au volume du corps, le foie du carnivore est plus volumineux que celui de l'être humain. Il a, de plus, la faculté de détruire l'acide urique dix fois plus vite que le foie de l'homme.

L'estomac

Celui du carnivore est robuste et n'a qu'une poche de petite taille. Celui de l'être humain est beaucoup plus sensible. Sa composition lui permet de tolérer les sucs gastriques alcalins qui, malheureusement, sont souvent acides, du fait d'une mauvaise nourriture.

L'HOMME GÉNÉRIQUE DANS L'ÉTUDE COMPARATIVE

Dans ce tableau, l'on ne peut que constater que l'homme est un PRIMATE FRUGIVORE. Il est loin de l'anatomie et physiologie du carnivore. L'alimentation humaine originelle a été variée selon les époques.

À l'origine, l'alimentation était à base de fruits, de noix et de quelques racines. Au cours des siècles, les changements de climat et la famine ont poussé l'être humain à manger des animaux et à devenir carnivore. Cette période de survie n'aurait dû être que temporaire. Elle s'est malheureusement accentuée jusqu'à notre époque.

Notre alimentation camée est à l'origine de maladies de dégénérescence. Dans sa vie de tous les jours, l'homme croit pouvoir manger de tout, il serait bien le seul être de la nature à pouvoir se le permettre.

D'OÙ PROVIENNENT NOS ENNUIS DE SANTÉ ?

Du manque de rigueur de notre alimentation. Plus l'homme s'éloigne des normes de la nature dans ses habitudes alimentaires, plus sa santé et son bonheur en seront affectés.

Quand surviennent les premières misères de santé : cholestérol, tension, goutte, etc., certaines tendances médicales préconisent un régime végétarien.

Chaque être vivant a une nourriture appropriée en fonction de ses organes de digestion, d'assimilation, d'élimination.

L'omnivorisme (manger de tout) est une fausse interprétation scientifique. En effet, partout dans la nature, on nous prouve le contraire : les animaux ont leur propre nourriture, l'homme également.

Chaque espèce a son aliment fondamental. L'oiseau mange à 90 % des graines et, en second aliment, des insectes. L'homme a aussi son alimentation majeure : les fruits et, en second, les plantes (légumes et crudités).

Une étude récente du docteur Vaughn Bryant, chef du département d'anthropologie à la Texas A & M University, College Station, Texas, affirme : l'homme préhistorique chasseur et carnivore est un mythe. Il se base sur l'étude des coprolithes (excréments fossiles) qui nous donne des informations précieuses sur ce que mangeaient nos ancêtres. Grâce à ces analyses, il est facile de savoir si les aliments qui ont été ingérés étaient crus ou cuits. Il apparaît donc clairement que la nourriture de l'homme préhistorique était composée de fruits, de noix, de millet, de verdure en abondance. Les œufs, le lait et la viande n'intervenaient qu'à hauteur de 10 % de sa consommation !

chapitre 2

LES COMBINAISONS ALIMENTAIRES

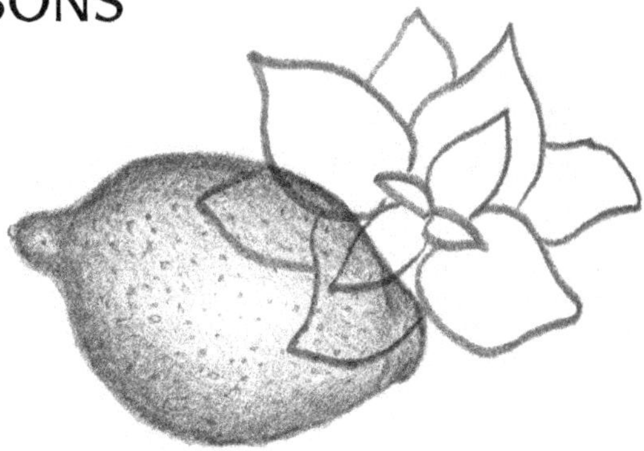

LES COMBINAISONS ALIMENTAIRES

L'homme est le seul être sur terre qui mélange tous ses aliments.

Bien appliquer les combinaisons alimentaires, c'est-à-dire éviter les mauvais mélanges, a un effet bénéfique très important sur la digestion et notamment sur la fermentation intestinale.

Il est donc important d'équilibrer les menus de nos repas et d'éviter certains mélanges néfastes pour la santé. L'exemple le plus aberrant : un repas composé de frites + viande. C'est le plus utilisé et le plus indigeste.

Beaucoup de médecins ou diététiciens pensent que l'estomac de l'homme est fait pour digérer toutes sortes de mélanges d'aliments mais, malheureusement on ne peut continuer à dire aux malades « mangez ce que vous voulez ».

Les animaux mélangent très peu leurs aliments, ils mangent suivant leur instinct lorsqu'ils sont à l'état sauvage, dans la nature.

Prenons l'exemple de la vache : elle broute de l'herbe dans un pré. Elle n'a pas besoin d'autre aliment SAUF lorsque l'homme civilisé lui donne des compléments alimentaires à base de viande.

L'on connaît maintenant les conséquences de cela : la maladie de la vache folle. Le fait de bien combiner les aliments assure une digestion plus facile et plus complète et nous évite bien des maux : les allergies, psoriasis et autres maladies plus importantes.

Nos aliments doivent être comestibles et ne doivent pas contenir d'éléments nuisibles pour notre santé.

Exemple : le tabac. C'est une plante qui pourrait être comestible puisqu'elle renferme des protéines, des hydrates de carbone, des minéraux, des vitamines mais malheureusement elle contient aussi des poisons dont le plus grave est la nicotine.

Certains mélanges alimentaires sont à déconseiller :

Acide - amidon

Exemple : une simple cuillère de vinaigre renferme assez d'acide acétique pour détruire la digestion salivaire.

Un fruit acide mélangé à un repas suspend complètement la digestion des amidons (farineux).

Amidon - graisse

Par exemple de la viande et des frites. Que se passe-t-il ? Pendant les deux premières heures de la digestion, l'estomac, au lieu de recevoir un suc neutre, sécrétera un suc fortement acide, ce qui arrêtera aussitôt la digestion des amidons et favorisera la fermentation. Il ne faut pas oublier que la digestion des amidons et des protéines s'opère en milieux opposés, l'amidon évolue en milieu alcalin et les protéines en milieu acide.

Le classique sandwich « jambon-beurre » entre deux tranches de pain est un exemple probant de ce qui peut être néfaste pour la digestion. De plus, cela détruit une partie de votre énergie.

Votre estomac possède-t-il des compartiments pour digérer simultanément des aliments mélangés ?

Les mélanges graisses - protéines

Les graisses, en général, inhibent les secrétions du suc gastrique. Il faudrait donc éviter toutes les graisses (beurre, huile, crème, etc.) aux repas comportant des aliments protéiques et ne les consommer que séparément.

On peut toutefois neutraliser les effets néfastes de la graisse sur la digestion en consommant beaucoup de verdure aux repas, surtout de la salade.

Sucre - protéine

Tous les sucres ont un effet sur la sécrétion du suc gastrique et sur l'estomac. Les sucres ne sont digérés ni dans la bouche ni dans l'estomac, mais dans l'intestin grêle. Mélangés avec des aliments protéiniques, ils fermentent.

Un conseil : évitez à vos enfants les sucreries avant les repas, et pour tous, les sucres et les gâteaux en fin de repas.

Sucre - amidon

Nous avons vu que le sucre se digère dans l'intestin grêle alors que l'amidon commence dans la bouche pour se poursuivre dans l'estomac. Le risque certain d'une fermentation acide va se produire si nous mangeons des gâteaux composés de sucre et de farineux.

Les protéines

Ces aliments contiennent un pourcentage élevé de protides : arachide - avocat - toutes les céréales (pain, pâtes) - fromage - lait (pourcentage faible de protides) - légumineuses (fève, haricot, pois secs, etc.) - noix - noisettes - noix de cajou - olive - soja - viandes (toutes à l'exception des graisses) - œufs - poissons.

Les hydrates de carbone (glucides)

Ils comprennent :

- les amidons et les sucres : les amidons ou farineux - arachide - toutes les céréales - châtaigne - fève - haricot - pois secs à l'exception du soja - toutes les variétés de pomme de terre - potiron - topinambour, etc. ;
- les amidons légers ou petits farineux : artichaut - betterave - carotte - chou-fleur - navet - rutabaga - salsifis, etc. ;
- les sirops et sucres : sucre blanc, brun, cassonade, de canne, d'érable, de lait, miel, etc. ;
- les fruits doux : banane - datte - figue - kaki - poire séchée au soleil - pruneau - raisin - raisin sec - pomme douce.

Les graisses (lipides)

Toutes les graisses et huiles : avocat - beurre - crème - huiles de coton, de maïs, de noix, d'olive, de sésame, de soja, de tournesol - noix - succédanés de beurre - lard - viandes grasses.

Les fruits acides

Ananas - citron - grenade - orange - pamplemousse - pêche acide - pomme acide - prune acide - mandarine - groseille.

Les fruits mi-acides

Abricot - cerise douce - figue fraîche - mangue - mangoustan - papaye - pêche douce - poire - prune douce - tomate - raisin.

Légumes verts non farineux

De couleur verte, rouge, jaune ou blanche : ail - asperge - betterave - brocolis - cardon - carotte - céleri - ciboulette - civette - chicorée - choux de Bruxelles, de Chine, chou-fleur, chou frisé - concombre - courge - courgette - cresson - échalote - endive - épinard - haricot vert - laitue - maïs vert - moutarde - navet - oignon - oseille - persil - pissenlit - poireau - poivron doux - pousse de bambou - primevère - radis - rhubarbe - scarole, etc.

Le petit-déjeuner

C'est un exemple majeur pour des millions de nos contemporains qui mélangent sucre et céréales (pain).

Le petit pain au beurre, du matin, ne cause pas de troubles digestifs. Mais si on lui ajoute de la confiture, des signes plus ou moins importants d'acidité gastrique vont apparaître, suivant la quantité consommée.

Les desserts

Ils arrivent à la fin du repas quand nous n'avons plus faim mais seulement l'habitude de terminer par un élément sucré, type gâteau. Ils sont plus que néfastes car ils sont un obstacle à la digestion de notre repas.

Les mauvaises combinaisons alimentaires et la suralimentation sont les causes premières de nos difficultés digestives et donc de mauvaise santé.

Pourquoi devoir accepter ce mode alimentaire actuel source de désagréments : mauvaise haleine, gaz putrides, hémorroïdes, selles malodorantes, etc. ? À quoi bon consommer chaque jour des vitamines, des calories minutieusement calculées, des compléments alimentaires si tout cela est mal associé et putréfie notre tube digestif ? Ce qui est normal, c'est d'avoir une haleine pure, des selles modérées, un tube digestif libéré et une peau ayant une odeur de parfum de fleurs.

La Sécurité sociale dépense des millions d'euros pour rembourser des médicaments pour les douleurs et problèmes gastro-intestinaux. C'est la part la plus importante du budget. Ces médicaments ne remédient que temporairement aux maladies et aux douleurs si l'on continue à manger des aliments mal associés.

Il faut manger des repas simples, trop de mélanges compliquent la digestion. Un petit nombre de personnes seulement se sent concerné. Les autres préfèrent garder leurs mauvaises habitudes alimentaires. Elles pensent que les médicaments suffiront à pallier tous leurs problèmes de santé.

Liste des aliments	Combinaisons	
	Bonnes	*Mauvaises*
Fruits doux, peu acides ou non acides	Lait caillé	Fruits acides protides, lait, céréales, pain, pommes de terre
Fruits acides, orange, citron, pamplemousse, tomate Sucres	Fruits acides avec noix avec soja	Céréales, pain, Pommes de terre, Protides Sauf les noix
Légumes vert salade comprises	Tous protides, tous amylacés	Lait
Amylacés ou farineux amidons	Légumes verts, graisses et huiles	Tous protides, tous fruits, acides, sucre
Toutes catégories de viande	Légumes verts	Lait, amylacés, sucre, protides, fruits et végétaux acides, beurre, crème, huile, lard
Œufs	Légumes verts	Idem
Fromages	Légumes verts	Idem sauf le lait
Lait	Seul ou avec fruits acides tous protides	Légumes verts, les amylacés
Graisses, huile beurre, crème,	Charcuterie, tous amylacés	Légumes verts, tous protides
Melon, pastèque	Seuls	Tous aliments
Céréales en grains, pain, etc.	Légumes verts	Fruits acides, protides, sucre, lait
Légumineuses, fèves, pois, excepté fèves vertes	Légumes verts	Tous protides, sucre, lait, fruits, corps gras

Tableau des combinaisons alimentaires

	Protides (azotés)	Amidons (glucides)	Graisses	Lait Frais	Lait caillé
Protides (azotés)	M	M	M	M	M
Amylacés (glucides)	M	B	B	M	M
Graisses (lipides)	M	B	B	A	A
Lait frais	M	M	A	-	-
Lait caillé	M	M	A	-	-
Légumes verts	B	B	B	P	P
Fruits acides	M	M	B	A	A
Fruits mi-acides	M	M	B	A	A
Fruits doux (séchés)	P	P	B	M	A
Melons	M	M	M	M	M

B : BON - assimilé par les digestions les plus faibles
A : ACCEPTABLE - à éviter en cas de trouble digestif
P : PAUVRE - exige une forte capacité de digestion
M : MAUVAIS - à éviter tout le temps
Fruits doux : banane, raisin doux, datte, figue, etc.
Fruits mi-acides : poire, pomme, pêche, abricot, cerise, etc.
Fruits acides : citron, orange, pamplemousse, ananas, tomate, etc.
Remarque : les fruits oléo-azotés (noix) et le fromage sont acceptables avec les fruits acides.

TABLEAU DES COMBINAISONS ALIMENTAIRES (SUITE)

	Légumes verts (crus & cuits)	Fruits acides	Fruits mi-acides	Fruits doux	Melons
Protides (azotés)	B	M	M	P	M
Amylacés (glucides)	B	M	M	P	M
Graisses (lipides)	B	B	B	B	M
Lait frais	P	A	A	M	M
Lait caillé	P	A	A	A	M
Légumes verts	B	P	P	P	M
Fruits acides	P	B	B	B	A
Fruits mi-acides	P	P	B	B	A
Fruits doux (séchés)	P	P	B	B	A
Melons	M	A	A	A	B

Légumes verts : tous ceux qui poussent au-dessus du sol, seuls ou en salade
Noix : amandes, noisettes, cajou, pignons, etc.
Protides : toutes les viandes (poisson inclus), œufs, lait, fromage, noix, etc.
Amylacés (ou farineux) : toutes les céréales et leurs dérivés (pain, pâtes, etc.), légumes à racines, tels que carotte, navet, rutabaga, pomme de terre, etc., légumineuses tels que pois, fève, haricot sec, etc.

LES ALIMENTS

Que mange-t-on habituellement ?

Petit-déjeuner

Du pain, des biscuits, des galettes, du beurre, de la confiture, du miel, des œufs, du fromage, diverses céréales et/ ou café, lait, thé, chocolat, salade de fruits, sucre, etc.

Midi et soir

- Charcuterie, parfois des crudités.
- Puis un plat de viande, poisson, pizza, plats cuisinés, accompagné de pommes de terre, riz, pâtes, pain.
- Divers fromages.
- Desserts : pâtisserie, glace, fruit, gâteaux secs, yaourt, crème.
- Boisson : vin, bière, alcools divers.
- Sans oublier le sel, poivre, huile, beurre, sauce, piment, herbes, vinaigre, etc.
- À cela, on peut ajouter les repas de famille ou d'affaires avec champagne, apéritif, petits fours, etc.

Joli mélange, mais piètre digestion et maladie assurée.

Pour les repas ordinaires, il faudrait privilégier, tous les jours : des fruits, des crudités, de la salade, des légumes verts qui fournissent quantité de vitamines et sels minéraux.

Il n'y a pas de meilleure substance alimentaire
que dans le règne végétal.

Que devrait-on manger ?

Les fruits : c'est l'aliment idéal

Le fruit contient beaucoup de vitamines et on le trouve en toutes saisons à profusion. Mais le consommer à la fin du repas est néfaste car il se mélange mal avec les autres aliments. Il se digère rapidement et se mange seul.

Il faut donc le consommer un quart ou une demi-heure avant le repas.

Les fruits cuits sont malsains quand ils sont cuits verts avec adjonction de sucre pour les rendre acceptables.

Variété de fruits : en fonction des saisons, vous consommerez raisin, pêche, abricot, melon, kiwi, tomate, etc.

Des fruits exotiques riches en vitamines : orange, clémentine, banane, ananas, papaye, mangue, carambole, fruit de la passion, mangoustan, etc.

Des fruits azotés : noix, noisette, amande, pistache, avocat, cacahuète non grillée, pignons, macadamia, noix de pécan, noix du Brésil, etc.

Les légumes

Ce sont d'excellents apports nutritionnels en vitamines et sels minéraux, compatibles entre eux. Il est conseillé un repas par jour de légumes crus ou cuits.

Carotte, navet, fenouil, épinards, salsifis, chou vert, chou rouge, chou-fleur, chou frisé, choux de Bruxelles, brocolis, haricots verts, potimarron, poivron, salades variées, petits pois, courgette, endive, topinambour, aubergine, céleri, artichaut, radis rose, radis noir, blette, patate douce, poireau, topinambour, persil, graines germées.

Les légumes crus sont plus digestes car l'estomac est chargé de cuire les aliments pendant la durée de la digestion et l'exercice lui est profondément salutaire.

Si nous faisons cuire les aliments avant de les lui donner, son activité est réduite au détriment de tout l'organisme.

L'aliment cru comporte tous les éléments vitaux nécessaires à l'organisme (minéraux, métaux, vitamines).

Par la cuisson, certains de ces éléments se trouvent détruits : ainsi, les sels minéraux des légumes verts sont précipités par la cuisson dans l'eau bouillie.

Les sels minéraux sont les seuls profitables à l'organisme auxquels ils correspondent exactement ; il s'ensuit que le mieux est de consommer *le plus possible* d'aliments crus aux repas et surtout en cas de maladie grave.

Les aliments cuits nourrissent les cellules mortes,
les aliments crus nourrissent les cellules vivantes.

Les graisses

- À consommer avec modération. Le corps a besoin de très peu de lipides (beurre, crème, huile, etc.).
- Pas de graisse avec les viandes mais on peut consommer du beurre avec les pommes de terre.
- Peu d'huile dans les salades ou pas du tout.
- Mais toujours une salade avec des aliments contenant de la graisse.

Les céréales

Toutes les céréales sont acidifiantes, il faut donc les associer avec les légumes. Éviter de les consommer avec viandes et poissons.

Les plats où l'on associe steak et frites, poisson et pâtes sont indigestes.

Le pain est consommé par erreur à tous les repas alors qu'il ne doit l'être qu'avec les légumes.

Les protéines

Nous avons besoin de peu de protéines, de préférence végétales plutôt qu'animales, nous ne sommes pas des carnivores.

De petites quantités de protéines se trouvent dans certains aliments tels que les haricots blancs, rouges, lentilles, etc. Mais les meilleures se situent dans les oléagineux : cacahuètes, pistaches, noix, noisettes, amandes, etc. Ces protéines sont à consommer avec un repas de légumes ou de fruits.

La viande

La viande n'est pas un aliment pour l'homme (voir tableau). C'est un excitant par les instincts animaux qui l'imprègnent. En effet, les forces végétales que l'animal absorbe sont transmutées en force animale. C'est aussi un aliment de déchets qui contient très souvent des hormones, des antibiotiques, etc.

L'homme, qui n'est pas un carnivore, mange de la viande en la faisant cuire. Par cet artifice, il ajoute sauce et condiments. Pourrait-il absorber des morceaux de viande à l'état cru?

L'animal carnassier mange la chair, les viscères, le sang, les os, de sa victime à l'état cru. Il mange aussi quelques végétaux (bourgeons, feuilles, racines) qui lui permettent de drainer cette nourriture acidifiante.

Notre dentition n'est pas appropriée, notre tube digestif non plus, pour manger de la viande fraîche et dure. Les abattoirs et les bouchers le savent puisqu'ils attendent une douzaine de jours avant de commercialiser la viande, ceci afin qu'elle puisse être correctement mastiquée.

Le docteur Hanish rapporte quelques faits instructifs:

Autrefois, en France, on nourrissait les criminels de droit commun de viande et de vin. Au début, leur santé était rayonnante puis ils dépérissaient et mouraient vers le trentième jour.

Au Far West, les bergers se nourrissaient exclusivement de viande et certains mouraient quand les vivres tardaient à arriver.

Les esquimaux eux-mêmes ont une durée de vie excessivement courte (30-40 ans) du fait de leur alimentation carnée et des conditions climatiques sur des étendues ingrates.

Le docteur Paul Carton nous précise que certains individus exceptionnels peuvent ne pas ressentir les effets d'une alimentation carnée, apparemment ou réellement, en raison de leur puissance d'énergie, de leur hérédité. Ce n'est pas une raison pour nier le bien-fondé et l'utilité d'un choix alimentaire, sage et sérieux.

Le poisson

Il mérite une place près de la viande. Il est faux de dire que ce soit un aliment léger, sain et reconstituant. Il ne l'est pas plus que la viande. Il contient du phosphore mais moins profitable que celui des légumes.

S'abstenir de manger du poisson améliore certaines affections arthritiques, eczéma, urticaire, irritation des muqueuses. Il est considéré comme l'aliment le plus puant quand il entre en décomposition. Certaines observations en milieu médical ont démontré qu'une alimentation à base de poisson produisait plus d'accidents qu'une viande légère.

Notons que c'est l'abus de poisson qui a engendré la lèpre.

Ne pas manger de chair animale ne va pas augmenter les animaux. En effet, plus on en consomme, plus on doit en élever. Il faut bien remplacer ceux qui sont tués puisque la consommation continue, le commerce étant très lucratif. Cette rage de reproduction va jusqu'à l'insémination artificielle.

Aussi, poussées à cette reproduction intensive, nourries comme les hommes de produits industrialisés, confinées souvent dans des locaux obscurs, ces pauvres bêtes contractent, comme les hommes, des maladies : obésité, tuberculose, etc.

Les pâturages qui servent à entretenir un cheptel de plus en plus important pourraient être livrés à la culture. Ils permettraient de nourrir beaucoup plus de personnes que ne le permet la chair de ces animaux. Cela éviterait aussi le massacre des animaux qui est un crime contre l'amour universel.

L'animal a le droit, comme l'homme, de réaliser sa vie, de poursuivre son existence. La tuerie organisée des bêtes dans les abattoirs est la plus grande injustice humaine.

On tue dans le monde, pour se nourrir (chiffres 2000) :

- 500 millions de vaches et chevaux,
- 400 millions de moutons,

- 1 milliard de lapins,
- 5 milliards de volatiles,
- 1 milliard d'oiseaux,
- 15 milliards de poissons et reptiles.

À cela on ajoute :

- 20 millions d'animaux tués pour la vivisection,
- 20 millions d'animaux tués pour leur peau et leur fourrure,
- 1 million d'animaux tués pour la chasse.

> En se nourrissant de la chair d'un animal mort, l'homme ajoute à son manque d'amour, le manque de sagesse. Il fait acte de cruauté et retarde sa propre évolution en s'empoisonnant d'aliments cadavériques.

Le sucre

Le sucre que nous consommons n'est pas un aliment naturel. Il a été raffiné. Blanc ou brun, il sort d'une usine.

Actuellement, on met du sucre dans tout : le café, les biscuits, les gâteaux, les tisanes, les yaourts, les plats préparés, etc.

On en trouve dans plus de 50 % de notre alimentation.

Il donne une sensation d'euphorie et comble souvent le vide de l'existence.

La nature ne produit pas de morceaux de sucre.

Le sucre pénètre vite dans le sang et le perturbe alors que le sucre naturel contenu dans les aliments y entre lentement et nourrit plus longtemps le corps.

Le sucre en trop grande quantité occasionne des ballonnements, des gaz, etc. Le sucre provoque des caries dentaires car le corps tire le calcium des dents pour neutraliser l'acidité de ses sous-produits digestifs.

Le pancréas, au bout d'un certain temps, devient extrêmement sensible à tous les aliments. Il sécrète de l'insuline qui diminue la glycémie. Les personnes se retrouvent en état d'hypoglycémie (insuffisance de glucose).

Cela peut entraîner également des crises de boulimie (profusion de gâteaux, glaces, chocolat, etc.).

Les enfants et les adolescents sont les premiers concernés. Ils dévorent une quantité de produits sucrés : barres de céréales, chocolat, pâtisseries en tous genres, plats préparés, sodas, etc.

Les symptômes de l'hypoglycémie sont l'agressivité, les besoins de grignoter, la somnolence, la confusion mentale, la fatigue, les moments de dépression, les nuits agitées, les gencives qui saignent, les maux de tête, les palpitations, les maux d'estomac, etc.

Le pancréas, au bout d'un certain temps, finit par s'épuiser. C'est le DIABÈTE qui s'installe avec toutes les conséquences que cela implique.

Que choisir : diminuer la consommation de sucre ou prendre des médicaments ?

Les responsables de la santé publique ne sont pas enclins à changer quoi que ce soit étant donné le marché colossal agroalimentaire et pharmaceutique.

N'oublions pas que nous avons la saveur du sucre dans les fruits.

Il faut rééduquer le goût et cela vient très rapidement avec les fruits.

Il est possible d'avoir des nausées au début du changement de régime mais en une semaine, ces désagréments vont s'estomper.

Le sucre est un vrai problème de santé, il faut en prendre conscience en changeant son alimentation.

C'est à chacun de faire un effort personnel.

La consommation moyenne de sucre,
par habitant, en France, double tous les 50 ans

En 1800, 2 kg	En 1900, 10 kg	En 2000, 50 kg
En 1850, 4 kg	En 1950, 25 kg	En 2005, 90 kg

Aux USA, la consommation de sucre par habitant est de 75 kg par an.

Les maladies dues à la consommation de sucre sont en constante augmentation : diabète, hypoglycémie, troubles hormonaux, obésité, athérosclérose, cholestérol, ostéoporose, troubles intestinaux, etc.

Le sucre diminue également l'efficacité des globules blancs et le système immunitaire ne répond plus.

Le café

Il provient d'un arbre exotique : le caféier. Les grains de café libérés après fermentation de la pulpe sont appelés : café vert. Il a une saveur très amère et doit être torréfié. Ce n'est donc pas un produit naturel.

Il contient de la caféine, environ 0,25 g pour 15 g de café. La caféine agit sur le rythme cardiaque, peut engendrer des angoisses, des insomnies, des tremblements.

Les Français consomment également beaucoup de café, additionné de lait au petit-déjeuner. C'est un mélange parfaitement indigeste. De plus, mélangé à des céréales, il produit des gaz putrides qui empoisonnent l'organisme provoquant des migraines, vertiges.

Le foie est mis à rude épreuve, ce qui explique le nombre croissant d'hépatiques.

Le chocolat

Le chocolat est composé de cacao, graine du cacaoyer, et de sucre. Il contient 62 % de glucides qui proviennent du sucre, 20 à 30 % de lipides et le reste de protéines.

Il contient aussi un alcaloïde actif: la théobromine, qui est un poison très dangereux. Les effets du chocolat sont plus dangereux que le thé ou café car on en donne aux enfants.

Le thé

Il existe deux variétés de thé: le thé noir qui est le plus utilisé et le thé vert. Le thé noir subit une fermentation et il est plus toxique que le thé vert. Le thé contient des alcaloïdes: la théine, la caféine, la théophylline.

Les effets du thé sur l'organisme sont nombreux: accélération du rythme cardiaque, respiration plus rapide, diurèse excessive, insomnie, etc.

Les sodas

Le coca: c'est un arbuste qui pousse dans les Andes, notamment au Pérou et en Bolivie. On en extrait un alcaloïde puissant: le chlorhydrate de cocaïne. Les indigènes mâchent les feuilles de coca pour se stimuler. L'effet anesthésiant sur la faim et la fatigue est visible.

Le kolatier pousse en Afrique tropicale et ses noix contiennent de la caféine, de la théobromine.

Le mélange coca-kola est devenu un breuvage toxique: les fameux sodas sucrés américains.

Le taux de caféine de 180 milligrammes par litre dépasse le taux du café ordinaire (100 à 120 mg par litre).

Les conséquences en sont connues: palpitations cardiaques, problèmes digestifs, aigreurs d'estomac, troubles de l'équilibre, etc.

Les condiments et les épices

Au naturel, les aliments possèdent une saveur agréable. Pourtant l'homme ne s'en contente pas puisqu'il ajoute des produits pour rehausser le goût. Ce sont les condiments et les épices.

Le sel de cuisine

C'est le condiment le plus utilisé lors de la préparation des plats. Il est extrait de l'eau de mer par évaporation de l'eau dans les marais salants.

Le sel marin brut est gris, il contient du sel de magnésium, du sel de calcium et potassium en quantité restreinte. Il est blanc quand il est raffiné. Le sel existe aussi à l'état de roche : c'est le sel gemme.

Le sel existe aussi naturellement dans divers aliments. La consommation moyenne d'un adulte est de l'ordre de 3 à 5 kg par an. Le sel est également utilisé pour les salaisons de certains aliments et en agriculture pour son action stérilisante sur les sols.

Le sel de cuisine masque, quand il ne détruit pas, les caractéristiques des aliments, trompant ainsi les glandes de l'organisme chargées de sécréter un suc digestif spécifique.

Le sel déséquilibre les phénomènes digestifs provoquant parfois vomissements et diarrhées.

Dans l'organisme, il accentue les hyper-hydratations, trouble les organes de la régulation métabolique du sodium et finit par les détériorer. Le sel peut être la source de diverses maladies : hypertension artérielle, diabète, troubles rénaux, maladies cardiaques.

L'usage continu du sel peut provoquer des dysnatrémies, ou « maladie de sodium », qui relèvent d'un déséquilibre métabolique.

Le vinaigre

Il provient de la transformation de l'alcool en acide acétique sous l'influence du mycoderme du vinaigre. Le vinaigre possède un goût aigre et une odeur acide. Il irrite les parois de l'appareil digestif, décalcifie l'organisme et altère le système circulatoire.

Le vinaigre de vin est le plus consommé. Le vinaigre de cidre est fortement minéralisé en potassium.

La moutarde

C'est une préparation à base de farine de moutarde (la noire est la plus irritante) de vinaigre ou de moût de vin. C'est un révulsant qui irrite le tube digestif et l'oblige à durcir ses muqueuses qui perdent leur sensibilité.

Le poivre

Il irrite également les muqueuses. Le poivre rouge est le plus excitant. Il a la particularité d'accélérer la sécrétion pancréatique. Il faut également éviter l'oignon, l'ail, l'échalote qui sont des aliments malodorants.

L'alcool

Nous connaissons tous la richesse et la valeur nutritionnelle des raisins. Après fermentation, on obtient du vin. Ce vin est la principale boisson alcoolisée en France. Tous les dérivés, digestifs, liqueurs, apéritifs, sont encore plus nocifs pour l'organisme.

Les effets insidieux de l'alcool : il donne l'impression trompeuse d'un coup de fouet. Il peut faire croire qu'il aide au réchauffement du corps contre le froid, qu'il désaltère.

Combien de vins, bières, cidres sont consommés avec l'espoir d'obtenir tous ces effets ?

> L'alcool est nocif et se comporte, au niveau de l'organisme, comme une substance toxique.

Les professeurs Baisset et Montastruc ont démontré, en observant des athlètes, que l'absorption d'alcool inhibait le pouvoir antidiurétique du sang. La perte d'eau par transpiration n'était plus compensée par une diminution de la production d'urine.

L'alcool s'oppose à la production de l'hormone antidiurétique et, de ce fait, provoque au niveau rénal des déséquilibres se traduisant par une perte d'eau considérable pour l'organisme en situation d'efforts intenses.

L'alcool n'est pas, pour le travailleur manuel ou le sportif, un désaltérant puisqu'il précipite le retour de la soif par modification de la retenue d'eau dans l'organisme, au niveau rénal.

Que se passe-t-il en cas d'alcoolémie ?

- Le visage se colore, les pupilles se dilatent, la respiration et le pouls sont rapides. Le langage devient abondant : c'est la période d'ivresse.

- **Au-dessus d'un taux de 1,5 g/l:** le buveur voit double et peine à se tenir debout. Il n'a plus guère conscience de ses actes. La parole devient embarrassée et inintelligible.
- **Entre 3 et 5 g/l:** Il devient ivre mort. Le visage se décolore, la respiration s'accentue, le pouls est lent et la température devient basse : c'est la période d'incoordination.
- **Au-delà de 5 g/l:** Le buveur entre dans le coma et risque la mort. L'alcool consommé à dose massive est la cause de l'ivresse qui peut conduire dans certaines conditions, à des crises de *delirium tremens* et à la mort brutale.

Certaines personnes pensent que le fait de boire de petites quantités ne conduit pas à l'alcoolisme. Et pourtant, à doses répétées, c'est un alcoolisme chronique.

L'alcool se retrouve aussi dans le système nerveux et provoque lentement une dégénérescence qui occasionne des troubles graves : tremblements, crises d'épilepsie, paralysies partielles, retardement des réflexes. Les facultés intellectuelles se réduisent à plus ou moins long terme.

L'alcool touche aussi l'appareil digestif: aigreurs, renvois, diarrhées. L'estomac s'ulcère, s'irrite. Les glandes gastriques et intestinales s'atrophient. Les artères perdent leur élasticité. Le cœur se recouvre de graisse et son efficacité s'amoindrit. L'alcool est source d'artériosclérose et d'anévrisme.

Le foie devient dur et noduleux. Une maladie grave s'installe : c'est la cirrhose du foie. Il se produit une insuffisance hépatique provoquant des ballonnements du ventre, des hémorragies intestinales pouvant entraîner la mort. Les reins développent des néphrites accompagnées d'urémie.

La bière

Elle est obtenue par la fermentation d'un moût fabriqué avec du houblon et du malt d'orge. Elle contient plus de purines que le vin. Elle est également toxique.

Le cidre

Il est produit par la fermentation du jus de pomme, il est plus acide. L'eau-de-vie obtenue par distillation est dangereuse pour la santé.

D'autres boissons alcoolisées existent :

- alcool de riz,
- la chicha à base de maïs,
- la bière de mil,
- la bière de sorgho,
- la pulpe de l'agave,
- le vin de palme,
- le tafia,
- le clairin,
- le rhum.

Nous pouvons donc considérer l'alcool, sous quelque forme que ce soit, comme un produit de dégénérescence.

Le tabac

Le tabac contient différents poisons, tous très dangereux :

- la nicotine,
- l'acide prussique,
- l'oxyde de carbone,
- le furfurol.

Le furfurol est cinquante fois plus toxique que l'alcool. Une cigarette est aussi nocive que 50 grammes d'alcool pur. De plus, ces poisons se modifient par la chaleur et engendrent de nouveaux poisons.

Que penser de la fumée de la cigarette :

- inhalée par la femme enceinte
- respirée par les voisins de fumeur, les enfants
- partant en gaz toxique dans l'atmosphère

Les Américains appellent les cigarettes « les clous de cercueil ». Le tabac est un véritable fléau qui permet seulement à certaines sociétés de construire des fortunes colossales.

chapitre 3

LES ALIMENTS DE COMPROMIS

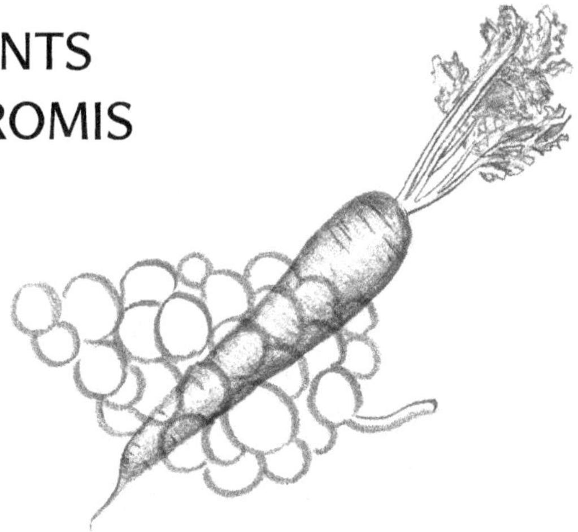

LE LAIT

L'homme est le seul animal qui continue à consommer du lait après le sevrage. Le lait de vache représente 90 % de la consommation de lait.

- lait de vache : 500 000 millions de tonnes ;
- lait de bufflonne : 30 000 millions de tonnes ;
- lait de chèvre : 7000 millions de tonnes ;
- lait de brebis : 7000 millions de tonnes.

Autrefois, les populations consommaient le lait frais ou peu transformé. Actuellement, l'industrie fabrique des produits laitiers transformés dont les nombreux fromages.

Le lait possède de multiples intérêts nutritionnels. Il apporte des protéines d'excellente valeur biologique qui contiennent des acides aminés indispensables à la croissance.

Parmi celles-ci :

- Les caséines qui sont des phosphoprotéines (30 g/l) ;
- La lactalbumine (4 g/l) ;
- La lactoglobuline composée d'immunoglobuline (1/2 g/l).

Les lipides du lait existent sous forme de fins globules gras. Ils sont constitués par des glycérides, mais contiennent un peu de lécithines.

Les glucides sont composés de lactose qui, absorbé, se dédouble en glucose et galactose. Le lait contient aussi des sels minéraux. C'est une source de calcium (1,25 g/l) et de phosphore (0,9 g/l), mais par contre il est pauvre en fer (1 mg/l).

COMPOSITION DU LAIT DE VACHE

	Demi-écrémé	Écrémé	Entier
Protéines	3,15 g/100 ml	3,15 g/100 ml	3,15 g/100 ml
Glucides	5,00 g/100 ml	5,10 g/100 ml	4,90 g/100 ml
Lipides	1,55 g/100 ml	0,05 g/100 ml	3,60 g/100 ml
Calcium	1,24 g/100 ml	1,26 g/100 ml	1,21 g/100 ml

Ce qui correspond à une valeur calorique d'environ 67 Kcal pour 100 ml.

L'alimentation des animaux est déterminante pour la qualité du lait. Hélas, les moyens modernes d'élevage ne sont pas sans danger.

Certains laits contiennent des résidus d'antibiotiques et sont impropres à la fabrication de fromages car ils ne peuvent cailler, même sous l'action de la présure. Il faut donc éviter de consommer le lait frais.

De même, l'alimentation des jeunes mamans qui allaitent est actuellement à surveiller. Trop d'aliments issus de l'agriculture chimique, trop d'insecticides et pesticides, peuvent donner un lait dangereux pour les nourrissons. En effet, la glande mammaire est contrainte d'éliminer des toxiques qui pourraient être dangereux pour l'enfant. Le lait, produit vivant, est altérable dès qu'il sort de la mamelle de la vache pour nourrir le petit veau.

Comparaison du lait de femme et lait de vache

	Nutriments	Sels minéraux
Pour 100 g de lait de femme	65 kilocalories 1,4 g protides 3,5 g lipides 6,8 g glucides	30 g calcium 19 g phosphore
Pour 100 g de lait de vache	67 kilocalories 3,5 g protides 4 g lipides 5 g glucides	125 g calcium 90 g phosphore

Au point de vue qualité, le lait de vache est plus indigeste que celui de la femme. Il comporte les mêmes nutriments et sels minéraux que le lait de femme, mais en proportions différentes.

Le lait de chaque espèce de mammifère est adapté à la croissance du petit de cette espèce. Ainsi, le rythme de croissance du bébé est plus lent que celui du veau. Le veau double de poids en un mois et demi. Il est adulte en trois ans. L'enfant double son poids en quatre ou cinq mois et devient adulte vers 20 ans.

La croissance du veau est accélérée par un taux élevé de protides dans le lait de vache et une plus grande proportion de calcium et de phosphore. Il peut subsister uniquement grâce au lait.

Le lait de femme contient davantage de sucre protecteur du cerveau et du système nerveux, plus développé chez l'enfant que chez l'animal. C'est pourquoi le lait de vache est parfois sucré pour le rapprocher de celui de la femme. Dans le lait de femme, le rapport protides/ glucides est de 1,4/6,8, à peu près 1/5. Ceci indique que le taux des protéines nécessaires à la croissance de l'enfant n'est pas très élevé par rapport à celui des glucides.

Vers 4 ou 5 ans, l'estomac de l'enfant cesse de sécréter le lab-ferment qui sert à provoquer la coagulation rapide du lait, condition essentielle de sa digestion. Le lait devient alors indigeste.

Il faut le supprimer et le remplacer par :

- **Le matin :** lait caillé et fruits secs ou lait caillé et pommes.
- **À midi :** fruits frais + azotés (noix, amande ou fromage blanc).
- **Deux fois par semaine :** bananes + dattes.
- **Le soir :** verdure crue, légumes cuits + farineux.

Après 5 ans, l'alimentation de l'enfant est celle de l'adulte, sauf en quantité :

- simplicité des préparations culinaires,
- suppression quasi-totale des sucres (confitures, confiseries, pâtisseries),
- suppression des produits industriels,
- suppression de toute chair animale.

Priorité aux fruits, verdure et légumes frais
consommés à l'état cru ou peu cuit.

Protéines fournies par les laitages, jaunes d'œufs et fruits azotés.

Pour l'adulte, on peut admettre que l'organisme étant construit, la quantité de protéines nécessaires à son entretien doit être moindre.

Le lait, riche en ferments divers, se modifie sous l'effet du froid, du chaud, de la pasteurisation, de la stérilisation, de la fermentation.

Du froid : le lait placé en cuve réfrigérée dès la traite détruit les ferments lactiques.

Du chaud : l'ébullition du lait détruit les microbes, mais aussi les ferments lactiques. Les compositions protéiniques et lipidiques sont modifiées et les stabilisateurs ajoutés pour la conservation sont également dangereux.

De la pasteurisation : le lait mis en flacons clos est porté à une température de 100 °C, ce qui détruit les germes. Mais il est détruit également dans sa vitalité.

De la stérilisation : on injecte directement dans le lait de la vapeur sous pression à 140 °C pendant deux à trois secondes, puis on le conditionne dans un emballage aseptisé.

Ce lait est stable du point de vue bactériologique mais il est indigeste. Il engendre des troubles stomacaux et intestinaux.

Il existe aussi des laits industriels :

- desséchés : les laits en poudre,
- concentrés et complémentés : les laits concentrés.

De la fermentation : entre 20 °C et 30 °C, les ferments lactiques du lait conservé sans être réfrigéré ou bouilli, agissent par hydrolyse sur la caséinogène du lait pour le transformer en caséine et polypeptides : c'est le lait fermenté.

Le yaourt, ou yoghourt, est un lait caillé par une fermentation lactique engendrée par deux ferments : le thermobactérium bulgaricum et le streptococcus thermophilus. Ces ferments agissent à 56 °C environ et donnent un caillé plus acide que le caillé naturel du lait.

Il existe d'autres variétés de laits caillés : le KÉFIR, dont la fermentation est engendrée par les grains de kéfir; le KOUMYS, obtenu à partir de lait de jument.

LES FROMAGES

Ce sont des laits caillés par utilisation des ferments lactiques naturels ou de la présure (ferment recueilli dans l'estomac du veau). Lorsque l'acidification est peu avancée, il s'agit de FROMAGES FRAIS.

La fermentation peut être arrêtée par deux procédés :

- en plaçant sur le fromage une culture microbienne qui vivra aux dépens de l'acide lactique. Ce sont les fromages à pâte molle :
  - avec moisissures extérieures : Camembert, Brie, Munster, Maroilles,
  - avec moisissures internes : Roquefort, bleu d'Auvergne, indigestes.
- en soumettant le fromage à une forte pression qui expulse le petit-lait, on arrête ainsi la fermentation :
  - les fromages à pâte pressée non cuite sont plus digestes : Saint-Paulin, Port-Salut, Cantal, etc. ;
  - les fromages à pâte pressée cuite tels l'Emmental, le Gruyère, le Comté, sont d'une digestibilité convenable.

Toutefois, il faut déplorer la salaison excessive de ces fromages. En conséquence, il est sage de conserver une quantité raisonnable de produits laitiers, pris en bonne association alimentaire.

C'est à chacun de déterminer, suivant ses désirs, la quantité de produits laitiers à absorber qui peut être réduite au profit d'autres sources protéiniques végétales.

LES CÉRÉALES

L'homme est-il un granivore comme les oiseaux ?

Les céréales sont pauvres en calcium, contiennent de l'acide en excès et manquent de certains acides aminés comme la cystine et la lysine. Elles sont les aliments les moins convenables pour l'animal et pour l'enfant.

Dans la pratique, les oiseaux amassent des vers et des insectes pour nourrir leurs petits qui sont carnivores. L'avoine, le blé, l'orge, le maïs et autres graines ne conviennent pas pour la croissance des jeunes animaux.

Exemple : les fermiers savent que le blé ne contient pas assez de calcium pour les besoins du porc.

Le blé a surtout été consommé sous forme de pain. Dès l'époque de Moïse (1400 ans avant J.-C.), la préparation du pain levé était connue.

Bien que la consommation des céréales ait diminué au profit des produits animaux, elle constitue encore l'alimentation la plus importante de nombreuses peuplades.

PRODUCTION MONDIALE DE CÉRÉALES

Blé	343 millions de tonnes
Maïs	308 millions de tonnes
Riz brut	307 millions de tonnes
Orge	152 millions de tonnes
Mil et sorgho	101 millions de tonnes
Avoine	58 millions de tonnes
Seigle	31 millions de tonnes

LE BLÉ

Les glucides: ce sont des amidons et sucres, situés dans l'albumen (70 % du poids du grain).

Les lipides: les matières grasses représentent 2 % du poids du grain. Elles sont situées dans le germe et l'assise protéique.

Les protides: les matières azotées forment 7 à 12 % du poids du grain de blé. Elles existent dans l'assise protéique et le germe et constituent le gluten. Les céréales sont pauvres en certains acides aminés: lysine, méthionine, tryptophane.

Les sels minéraux: les céréales comportent de nombreux sels minéraux (magnésium, cuivre, zinc, manganèse, fer, etc.), placés principalement dans l'enveloppe (péricarpe et assise protéique) et dans le germe. Elles sont riches en phosphore et pauvres en calcium.

Les vitamines : les céréales sont riches en vitamines B : B1 (l'aneurine), B2 (la riboflavine), B6 (l'adermine), favorables à l'assimilation et à l'équilibre nerveux, ainsi que l'acide nieotinique (PP), le tocophérol (E), l'acide pantothénique (B5). Les vitamines sont situées dans le germe et l'assise protéique.

Les enzymes et diastases : ces éléments se trouvent dans le germe et l'assise protéique. Ils possèdent un rôle important lors de la fermentation panaire.

L'acide phytique contenu dans le son aurait une action rachitigène en se combinant dans l'intestin avec le calcium pour donner naissance à des sels insolubles évacués par les matières fécales.

Cet acide serait hydrolysé par un ferment, la phytase, au cours de la fermentation du levain. Tout est différent quand il s'agit de fermentation par levure.

Les blés actuels sont moissonnés à l'aide de machines imposantes : les moissonneuses-batteuses, qui retirent tout de suite la paille et ensachent le blé. Sa conservation, pour garder sa vitalité, s'avère difficile.

Le grain est une matière vivante qui respire en rejetant du gaz carbonique et de la vapeur d'eau. Ceci nécessite l'aération des tas de blé pour éviter l'échauffement. C'est la seule condition pour une bonne conservation. Les silos modernes ne conviennent pas à la conservation du blé.

Le gaz carbonique émis par les grains de blé remplace peu à peu l'oxygène, occasionnant leur asphyxie.

Une circulaire de 1968 autorise l'utilisation des gaz : phosphore d'hydrogène, bromure de méthyle pour le stockage, ainsi que des insecticides tels que le lindane, le malathion, les pyrithines qui laissent des résidus.

Le blutage de la farine

Le résultat de la mouture du blé par cylindre est tel que l'amande centrale est séparée des couches périphériques (péricarpe, bande hyaline, assise protéique et ses cellules à aleurone) et du germe.

Tous les éléments essentiels sont absents de cette farine : magnésium, phosphore, fer, calcium, cuivre, vitamines B1, B2, D, E, PP et nombreuses diastases, dont celles de la panification. Cette farine blanche est donc presque exclusivement composée d'amidon.

Il existe différents taux d'extraction de la farine, par séparation d'avec les autres parties du blé. Cette extraction est réalisée par tamisage ou ventilation. Les taux d'extraction de la farine du grain de blé sont : 74 % - 78 % - 82 % - 85 % - 94 %.

Lorsque le taux de blutage est faible, la farine est plus blanche et sa conservation plus aisée, car les lipides, qui rancissent, ont été écartés. Parfois, les minotiers blanchissent artificiellement cette farine en utilisant du gaz benzolé ou chloré.

La santé du consommateur est la grande oubliée dans cette « cuisine » des temps modernes.

La vitamine C artificielle ajoutée à la dose de 30 g par quintal de farine permet d'obtenir des pains plus volumineux. De la farine de fève ajoutée à la panification permet d'obtenir une mie plus blanche.

Le pain blanc

Le pain blanc est issu d'une farine au taux de blutage égal ou inférieur à 74 %. Ce pain est qualifié d'aliment mort.

Le blé est obtenu par une culture chimique avec utilisation de pesticides, conservé et amélioré par des produits chimiques, panifié à la levure industrielle, cuit au four à chauffage au mazout. Tout est réuni pour un pain dénaturé.

Il est dépourvu de vitamines, de graisses phosphorées, de protides, de sels minéraux, des diastases et ferments divers.

Le pain bis

Le pain bis ne possède pas d'enveloppe cellulosique périphérique qui est un irritant intestinal. Il correspond à un taux de blutage de 85 %.

Toutes les riches sous-couches extérieures sont présentes avec les éléments gras, les protéines, les vitamines, les sels minéraux, les diastases.

Il ne possède qu'une partie du germe et de ses principes actifs selon qu'il est plus ou moins éloigné du pain complet.

Il est produit et obtenu par des techniques satisfaisantes :

- agriculture biologique,
- récolte et conservation naturelles,
- mouture à la meule,
- panification au levain naturel,
- cuisson progressive utilisant un mode de chauffage non dangereux.

Le pain bis semble le plus approprié pour faire bénéficier le consommateur des principes vitaux contenus dans les céréales.

Le pain complet

Le taux de blutage de la farine avoisine les 94 %. Le pain complet contient tous les éléments du grain de blé, notamment le péricarpe ou son. Ce son, constitué de cellulose très compacte, n'est pratiquement pas digéré et irrite les parois intestinales. L'organisme tente de s'en débarrasser en accentuant le péristaltisme intestinal (déplacement du chyme intestinal).

Certains diront que le pain complet arrive à vaincre la constipation. C'est une grave erreur. L'organisme, déjà déficient en énergie vitale, est contraint, par cette excitation mécanique, d'affecter une partie de son énergie pour pallier cette initiative. Cela accroît l'énervation et la toxémie. Cela maintiendra l'organisme en état de constipation.

Les opposants au pain complet prétendent qu'il est peu digeste. En fait, c'est un aliment plus complexe que le pain blanc et il nécessitera plus de temps et d'énergie pour être préparé et assimilé.

Le pain complet préparé à la levure industrielle contient de l'acide phytique non décomposé qui, en se combinant avec le calcium de l'organisme, peut se révéler extrêmement déminéralisant. Le problème ne se pose pas pour le pain complet préparé au levain naturel. Le pain complet doit être consommé avec prudence par les personnes de faible vitalité en état d'énervation.

Le blé germé

Conservé en milieu sec, le blé se conserve bien. Soumis à l'humidité, les principes vitaux se réveillent. Le germe est constitué d'une petite plante ou plantule, composée d'une radicule qui donnera la racine du blé, d'une tigelle, de la gemmule portant des feuilles.

Cette petite plante se met à croître, et pour cela mobilise en les transformant les éléments de la graine de blé, de sorte qu'un grain de blé germé est plus riche en protéine que ne l'était le grain de blé lui-même.

La petite plantule trouve dans les cotylédons du grain tous les éléments nécessaires à sa rapide croissance. De nombreux ferments entrent en jeu pour son alimentation, à partir des réserves du grain, en particulier : l'amidon de l'albumen qui est mobilisé et transformé en sucres plus simples.

Les vitamines, sels minéraux, graisses et protéines sont déplacés et affectés à la croissance de cette plantule, aux dépens du grain qui se dessèche de l'intérieur, tout en conservant son enveloppe extérieure qui ne joue plus que le rôle de sac protecteur des réserves.

Le blé germé est une plante avec des constituants plus riches, plus denses que ceux existant dans le simple grain de blé, ce qui nécessitera une plus grande prudence dans la consommation.

Absorber du blé germé,
c'est absorber une plante et non une graine.

Les biscottes

Ce sont des tranches de pain spécial recuites. La transformation des sucres complexes en sucre plus simple y est plus avancée qu'elle ne l'est pour le pain.

Elles sont un mélange complexe de sucre, sel, graisses artificielles, saindoux, beurre, et parfois produits chimiques. La chaleur détruit de nombreux ferments.

Cet aliment ne devrait servir qu'en dépannage, du fait de sa conservation plus facile que le pain. Nos contemporains se tournent pourtant plus vers les biscottes, le pain devenant de plus en plus mauvais.

Les biscuits

Ce sont des pâtes de blé recuites. Leur durée de conservation dépasse celle des biscottes. Pour arriver à cela, il faut ajouter des conservateurs chimiques. Ce sont des aliments « peu fiables » qui peuvent être une nourriture de survie.

Les pâtes

Les pâtes sont préparées en France à base de semoule de blé dur. Il en est autrement dans les autres pays. Pour les conserver, on y ajoute des produits chimiques. Certaines pâtes sont dites « aux œufs ». Mais quelle est la qualité de ces œufs ?

Les pâtisseries

Ce sont des préparations plus complexes et leur digestion est malaisée. Elles contiennent de nombreux produits chimiques : colorants, améliorants, sucres, graisses, conservateurs, le tout très cuit.

Le riz

C'est l'aliment le plus riche en hydrate de carbone. Le riz poli est dépourvu des deux tiers de ses corps gras, de près de la moitié de ses sels minéraux et de ses vitamines. La consommation du seul riz blanc peut entraîner des symptômes de béribéri et de pellagre (avitaminoses). Il peut être consommé en grains cuits sans transformation, en farine et pâtes diverses. Sa richesse en sucre nécessite une modération de sa consommation.

Le maïs

C'est une céréale pauvre en deux acides aminés essentiels : la lysine et le tryptophane. Il est pourvu de caroténoïdes actifs (provitamine A) mais ne possède pas de niacine ou vitamine PP (anti-pellagre). Il est consommé sous forme de grains cuits, plus rarement à l'état de pain.

L'orge

C'est une céréale pourvue en protéines, mais plus riche en niacine que le maïs. L'orge est utilisée sous forme de flocons et de farine. Les grains d'orge germés constituent le malt qui favorise la transformation de l'amidon en maltose.

L'avoine

C'est une céréale excitante, riche en sucres, matières grasses et sels minéraux. Elle est utilisée sous forme de flocons ou de farine. Sa substance excitante, l'avénose, est détruite par la chaleur. L'avoine contient une hormone de croissance mais aussi beaucoup de purines.

Le seigle

Il est plus pauvre en sucre que le blé (45 % de sucre) mais il est moins déficitaire en lysine, quoique son taux de protide global soit de 7 %. Il contient des vitamines, exceptée la PP. Il est consommé sous forme de pain. Parfois, on le mélange avec de la farine de blé, c'est alors un pain de méteil.

Le sarrasin

Il contient des acides aminés essentiels et la vitamine PP. Il est riche en calcium (2 fois la quantité contenue dans le blé), en magnésium, en phosphore, fer, etc. Mais il possède une grande part de cellulose (5 fois plus que le blé).

Il nécessite un blutage qui donne une farine appauvrie en protides et sels minéraux. Il est consommé en grains (kasha) ou farine (crêpes de blé noir).

Le millet

Ses protéines sont équilibrées en acides aminés essentiels. Il est riche en lécithine, en sels minéraux et en vitamines. Il est consommé sous forme de grains grossièrement pilés pour en faire une sorte de gâteau.

Le déséquilibre protéinique

Pour beaucoup de personnes, les céréales sont les aliments nobles qui ont permis à l'humanité de survivre et s'accroître. C'est probablement vrai, mais à quel prix pour la santé des hommes?

Les céréales sont déséquilibrées en acides aminés essentiels, indispensables à la croissance et à l'entretien des cellules de notre organisme. Il y manque notamment la lysine et le tryptophane.

L'organisme est capable d'élaborer ces acides aminés lorsque le régime alimentaire est complémenté par des aliments riches en lysine et tryptophane (noix, laitages, etc.)

Mais les individus nourris exclusivement de céréales, notamment en Extrême-Orient et en Afrique, présentent des carences protéiques: abdomen hypertrophié, maigreur des muscles.

La consommation exclusive de céréales est préjudiciable à l'organisme humain.

La digestibilité des céréales

L'homme ne consomme que rarement des céréales crues et non transformées. Il ne possède pas la structure digestive des oiseaux. L'oiseau humecte abondamment les graines avant de les envoyer au broyage dans le gésier.

Pour l'homme, il faudrait un long temps d'action aux sucs de la salive pour avoir un résultat identique. De plus, les céréales apportent des sucres à l'organisme.

Il faudrait faire plus d'efforts en intensité et en durée, surtout chez les sédentaires, pour dissiper ce taux de sucre. Le pancréas et le foie sont mis à rude épreuve pour restituer à l'organisme le sucre simple : le glucose.

Le carbone et l'hydrogène qui composent les sucres se transforment, en fin de métabolisme, en gaz carbonique et eau suivant les formules :

C + 02 (carbone + oxygène) = CO2 (gaz carbonique)

2H + 0 (hydrogène+oxygène) = H20 (eau)

Les quantités d'oxygène pour effectuer ces transformations sont importantes et mettent à contribution l'appareil respiratoire. Pour faire face, les oiseaux possèdent une structure particulière : les sacs aériens disposés autour des poumons et branchés sur eux.

Leur rôle est d'emmagasiner et d'insuffler dans les poumons de l'oiseau le surcroît d'oxygène nécessaire à l'oxydation du carbone et de l'hydrogène qui existent dans le sang.

C'est, en effet, le sang qui transporte l'oxygène, le carbone et l'hydrogène qui favorisent les oxydations. Là aussi, les oiseaux possèdent un organe efficace : c'est la pompe cardiaque qui correspond au dixième du poids de l'oiseau et qui lui permet de faire circuler rapidement le sang riche en sucre.

Peut-on imaginer un homme de 70 kg avec un cœur de 7 kg ?

L'appareil cardio-pulmonaire est mis à rude épreuve lors de l'utilisation des sucres arrivant en grande quantité à l'issue d'un repas de céréales : consommation excessive d'énergie, accroissement de l'énervation, de la toxémie.

On constate également un accroissement des pulsations comparable à celui d'un effort physique intense. Tout indique que les céréales sont difficiles à digérer, et encore plus associées à des aliments incompatibles.

Les céréales sont soumises dans la bouche à l'action de la ptyaline (suc digestif salivaire) qui n'agit qu'en milieu basique. Si on absorbe, en même temps, des aliments acides tels que citron, vinaigre, yaourt, on ralentit ou on supprime cette action de transformation des amidons par l'amylase salivaire.

Ce phénomène se produit aussi au niveau stomacal lorsque protéines et céréales sont absorbées simultanément. Les personnes présentant des symptômes de maladie devraient réduire leur ration de céréales, mêmes complètes ou biologiques.

La toxicité des céréales

- Dans l'avoine, on trouve l'avénose (substance excitante) et les purines.
- Dans le blé complet, l'acide phytique bloque l'assimilation du calcium.
- La phytase du levain annihile l'action de l'acide phytique.
- La cuisson du pain favorise la transformation de l'amidon en glucose.

Chez certains consommateurs de riz, le béribéri apparaît lorsqu'il y a carence en vitamine B. Or, cette vitamine se trouve dans le germe, le scutellum, le péricarpe, l'assise protéique.

Plus des trois-quarts de la vitamine B seraient absents dans le riz poli. Les populations qui consomment du riz complet ne sont pas atteintes.

Le maïs est pauvre en niacine ou vitamine PP. Il est déficitaire en tryptophane. Il y a donc risque de pellagre pour les populations se nourrissant essentiellement de maïs. Ce fut le cas en Roumanie, Yougoslavie, Italie, Espagne, États-Unis.

En Amérique centrale d'où est issu le maïs, une technique de compensation a été trouvée : passer le maïs au travers d'une solution d'eau de chaux portée à 80 °C, ce qui a pour propriété de libérer la niacine.

Aussi, que ce soit par la cuisson ou autres techniques, l'homme a modifié la structure du grain pour lequel il n'était pas adapté. Il l'a transformé en autres produits : pain, pâtes, etc., pour le consommer.

Pour toutes ces raisons, les céréales sont donc classées dans les aliments de compromis.

chapitre 4

LES MENUS

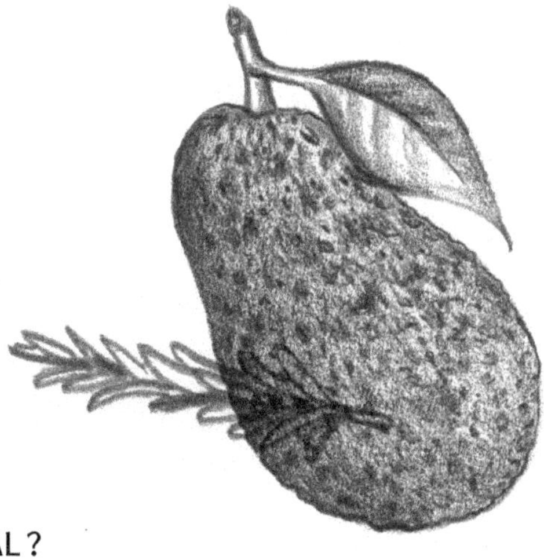

QUEL EST LE MENU IDÉAL ?

- **Matin :** jeûne.
- **Midi :** fruits à volonté, oléagineux.
- **Soir :** salade verte en abondance, crudités.

Ce menu idéal, composé de nourriture vivante et crue, est conforme aux lois de la vie saine biologique de l'homme (voir tableau).

- Repas du matin : dans partie « nombre de repas » (voir p. 72).
- Manger des fruits différents chaque jour, choisir selon le plaisir du moment.
- Manger peu d'oléagineux : quatre ou cinq noix ou amandes suffisent. Ce sont des protéines naturelles qui évitent le petit creux l'après-midi.
- Composer de superbes plats de crudités-salade en variant à chaque repas.

Ne pas assaisonner, sauf avec de l'huile d'olive première pression à froid. Ce menu idéal de perfection et de pureté procure un équilibre physique.

C'est la VRAIE NOURRITURE DE L'HOMME. On devrait s'en approcher, surtout si l'on est en mauvaise santé.

Vous pouvez aussi opter pour un menu de transition.

MENU DE TRANSITION

- **Matin :** fruits selon la saison, orange et mandarine, pêche et brugnon.
- **Midi :** 15 ou 30 minutes avant le repas, un ou deux fruits : pomme ou poire, puis salade de légumes ou salade de crudités, 100 g d'oléagineux : noix diverses.
- **Soir :** salade à volonté, légumes cuits à la vapeur, fromage à pâte dure : comté, gruyère.

Laissez libre cours à votre imagination
pour varier les fruits, légumes et salades.

MENUS TYPES POUR DEUX SEMAINES

Au printemps et en été

	Matin	Midi	Soir
Dimanche	pommes	mâche, endives, choux de Bruxelles	scarole, fenouil, poireaux, pommes de terre
Lundi	cerises, abricots	chicorée, feuilles de radis, carottes, fèves vertes cuites	salade verte, épinards, choux, fromage blanc maison
Mardi	banane, cerises, 1 verre de lait caillé, laitue	haricots verts, courgettes, artichaut, romaine	brocoli, asperges, œufs (jaune)
Mercredi	fraises à la crème sans sucre	salade verte, radis, chou-fleur, haricots verts, riz complet	pissenlit, courgettes, feuilles de radis, fromage à pâte dure
Jeudi	brugnons, abricots, prunes	pissenlit, chou vert, carottes, topinambours	maitue, épinards, amandes
Vendredi	pêches, abricots	salade verte, aubergine cuite, bettes (poirées), pain complet	romaine, chou, épinards, fromage blanc maison
Samedi	melon ou pastèque	salade verte, haricots verts, fèves vertes, pomme de terre, noix de cajou	salade verte avec tomate, poivrons, courgettes

EN AUTOMNE ET EN HIVER

	Matin	Midi	Soir
Dimanche	pêches, 1 verre de lait caillé	salade verte, carottes, asperges, salsifis	salade verte, épinards, courgettes, fromage blanc maison
Lundi	melon	salade verte, chou vert, chou-fleur, pomme de terre	salade verte, choux de Bruxelles, haricots verts, œufs (jaune)
Mardi	raisins, poire, figue sèche	salade verte, feuilles de navet, poireaux, riz complet	salade verte, chou, courgettes, noix
Mercredi	poire, 1 verre de lait caillé	salade verte, brocoli, haricots verts, pain complet	salade verte, poireaux, épinards, fèves cuites
Jeudi	raisins doux, banane	salade verte, courge jaune, panaix, châtaignes	salade verte, chou rouge, haricots verts, amandes
Vendredi	pamplemousse	salade verte, carottes, épinards, salsifis, fenouil	salade verte, carde, fromage blanc maison
Samedi	pommes douces, dattes	salade verte, pois frais, noix de coco, fromage à pâte dure	salade verte, épinards, oignons cuits
Dimanche	raisins doux, banane	salade verte, haricots verts, soupe de légumes, céleri rave	salade verte, aubergines cuites, œufs

Les fruits et les légumes en tous genres
sont les aliments compatibles avec l'homme.

Quelques menus types de fruits

orange, pamplemousse	figues fraîches, pêches, abricots
orange, ananas	cerises, abricots, prunes
pamplemousse, pomme	banane, poire, raisin
cerises	banane
abricots	raisins secs, dattes
banane, poire, figue	pomme, raisin, dattes

Quelques menus types de légumes

mâche, haricots verts, arachides	épinards, haricots mange-tout, arachides
bettes, asperges, fèves cuites au four	mâche, courge jaune, racines de caladion au four
céleri, courge verte, carottes	brocolis, feuilles de betterave, pain complet
haricots mange-tout, chou frisé, patates douces au four	

Repas farineux pour midi

feuilles de navet, courge jaune, châtaignes	épinards, fèves vertes, noix de coco
fèves vertes, rutabagas en purée, patates douces au four	bettes blanches carottes, pommes de terre au four
épinards, chou rouge, racines de caladion au four	chou frisé, céleri, artichaut
feuilles de navet, brocolis, arachides	

Ne jamais boire pendant les repas.
Boire de l'eau, si l'on a soif, avant le repas.
Boire dilue le bol alimentaire et nous fait manger plus.

Lorsqu'on adopte cette alimentation, il peut arriver :

- de maigrir. Ce peut être excellent pour certains, mais c'est dans tous les cas un bon signe que la toxémie diminue et disparaît par les voies naturelles ;
- de déclencher une crise de désintoxication sous diverses formes : nausées, diarrhées, éruptions cutanées, maux de tête. C'est un bon signe, votre corps se nettoie. Prenez un peu plus de repos pour aider votre organisme à l'expulsion des catarrhes. Vous serez étonné de la rapidité de votre rétablissement.

Par contre, les aliments incompatibles sont :

- viande ;
- sucre ;
- poisson ;
- alcool ;
- les condiments : épices, moutarde, vinaigre café, thé, chocolat, coca ;
- et les aliments de compromis ou de tolérance sont : le lait et ses dérivés, fromages, œufs, les céréales : blé, etc.

chapitre 5

LES VIANDES

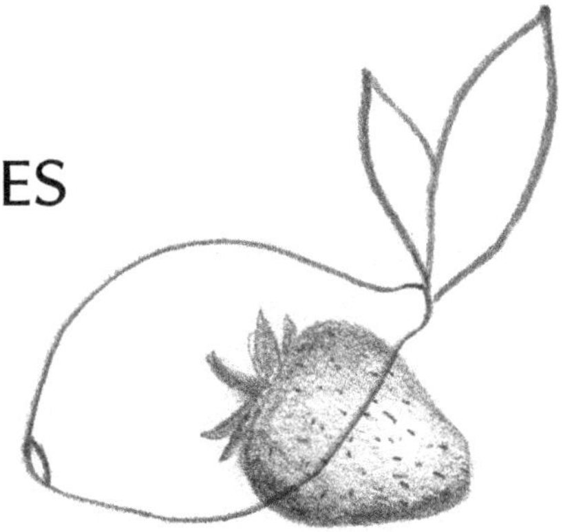

La viande, le poisson, la charcuterie sont des aliments de l'homme moderne. Il n'y a pas de repas sans viande. Bien souvent, les légumes et salades sont ajoutés pour décorer un plat ou restent dans l'assiette en fin de repas. Il y a encore quelques décennies, la viande apparaissait sur la table une ou deux fois par semaine : actuellement, c'est souvent deux fois par jour.

L'être humain n'est pas fait organiquement pour manger de la viande et principalement des aliments azotés d'origine animale (produits et sous-produits animaux) : viande, poisson, lait, fromage et beurre.

Il doit satisfaire son appétit en se nourrissant de légumes, fruits et oléagineux. L'homme n'est pas un carnivore. Ses intestins sont trop longs et ses reins ne laissent pas filtrer l'ammoniaque.

Le vrai carnivore (tigre) a des intestins courts, de trois mètres environ, alors que l'homme en a plus de huit mètres. Celui de la vache, herbivore, atteint les trente mètres.

Les intestins ultra courts des carnivores sont nécessaires pour protéger l'organisme des putréfactions d'origine azotée. L'excès d'acides aminés chez les mangeurs de viande est neutralisé en partie au niveau des reins par des sécrétions alcalines (ammoniaque).

Chez le carnivore, les reins laissent filtrer l'ammoniaque. C'est cette odeur qui nous prend au nez quand nous visitons une ménagerie.

L'homme n'a pas cette faculté rénale. Ceux d'entre nous qui mangent beaucoup de viande sont des urémiques en puissance. Ils baignent dans une solution acido-ammoniacale qui déminéralise notre organisme.

Conséquences : perte de la masse osseuse, fracture spontanée du col du fémur chez le vieillard, perte des dents, des cheveux, avant l'âge.

> C'est pour cette raison que l'homme vieillissant a des odeurs corporelles qu'il essaye en vain d'atténuer par des désodorisants ou du parfum.

chapitre 6

LA CUISSON DES ALIMENTS, LA MASTICATION, L'ALIMENTATION BIO

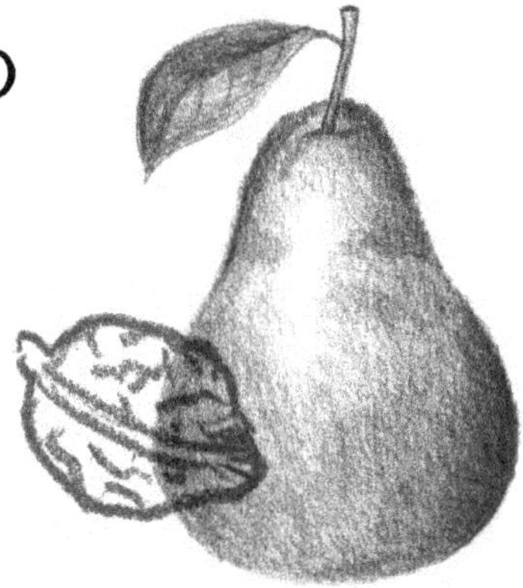

LA CUISSON DES ALIMENTS

> On ne revitalise pas un aliment cuit, il est mort.
> Une graine cuite, mise en terre, ne pousse pas.

La chaleur est le premier destructeur de nos aliments. Dès 45 °C, meurent les premières diastases des aliments qui s'envolent avec l'arôme.

C'est cette agréable odeur qui aiguise notre appétit lorsqu'on entre dans une cuisine au moment de la préparation des repas.

Dès 60 °C, disparaissent les premières vitamines hydrosolubles qui s'échappent avec la vapeur.

Dès 70 °C, c'est la dislocation complète des aliments, notamment des minéraux, carbonisation des glucides et coagulation des protides.

Au-delà, c'est la cuisson au four, à la poêle à frire, de 100 à 200 °C et plus. Il n'y a que des déchets, c'est le cadavre de la plante.

Tous les aliments dénaturés par le feu sont indigestes à des degrés différents. Ils forment des résidus qui saturent nos humeurs et encrassent le foie et les reins.

La cuisson coagule les protéines du lait, des œufs, de la viande, les rendant plus dures, moins digestes, tout en diminuant leur valeur alimentaire.

Elle altère les lipides (huiles, graisses de l'aliment), les rendant moins digestes et les transformant souvent en poison. Elle cause une grande perte de minéraux solubles contenus dans l'aliment.

Elle détruit la structure élémentaire du végétal, modifiant sa composition et changeant les sels organiques en sels inorganiques. Elle rend les glucides (amidons) moins digestes et plus sujets à fermentation.

Elle détruit les vitamines et diminue leurs facteurs anti-rachitiques, etc. Elle entraîne une partie de l'aliment par transformation en gaz de divers constituants.

Elle modifie l'odeur et la saveur des aliments et les rend moins sapides.

En résumé, l'alimentation idéale doit être composée d'aliments crus.

Il suffit de changer nos habitudes et d'augmenter chaque jour la ration d'aliments crus pour atteindre au moins 80 % de la ration journalière.

Essayez des repas avec crudités et noix, des repas exclusifs de fruits, surtout en saison.

Influence des aliments cuits

Les aliments cuits provoquent un accroissement immédiat du nombre des globules blancs. On estime qu'il existe dans le corps entre 75 000 et 100 000 différents systèmes enzymatiques.

Le niveau enzymatique est indicatif de notre état de santé. Il s'épuise à la suite de maladies chroniques.

Il existe trois façons de maintenir ou d'accroître, sur le plan physique, l'énergie enzymatique : une alimentation de crudités, les suppléments enzymatiques et le jeûne.

Plus l'énergie enzymatique est maintenue ou accrue dans la zone digestive, plus elle peut favoriser notre vitalité, la désintoxication du corps, la fonction métabolique, la dissolution des tissus lésés et des dépôts cristallins, l'assimilation des excès des graisses ainsi que la régénération.

Le docteur Francis Pottenger fit une étude qui illustra l'importance de l'alimentation par les crudités pour la santé. Cette étude dura dix ans et porta sur neuf cents chats et quatre générations.

La moitié de ces chats fut alimentée par un régime de viande et lait cru, l'autre moitié par de la viande cuite et du lait pasteurisé.

Les chats dont la nourriture était cuite développèrent des maladies de dégénérescence similaires à celles dont souffre notre société.

Chaque génération fut le témoin d'un accroissement des maladies osseuses congénitales et autres déformations.

La troisième génération de chats, ne mangeant que de la viande cuite, était stérile et mal formée congénitalement.

Cette étude suggère que la différence était imputable à l'absence d'enzymes dans les aliments cuits.

Température des aliments et fonctionnement du corps

Les aliments ingérés trop chauds peuvent sérieusement endommager les systèmes enzymatiques de nos muqueuses gastriques et même les léser directement.

Une étude publiée dans une revue médicale anglaise, le *Lancet*, fit valoir que 15 % des personnes buvant leur thé à une température de 50 °C et 77 % de celles le buvant à une température de 60 °C, souffraient de déséquilibres enzymatiques gastriques.

Également, les boissons glacées et les aliments froids peuvent ralentir la fonction enzymatique et l'action péristaltique.

Nous avons le choix d'être modérés et de n'ingérer que des aliments et boissons à température ambiante.

Le docteur Paul Kouchakoff découvrit que l'alimentation crudivore ne produisait pas de leucocytose (augmentation des globules blancs) alors qu'une quantité aussi minime que 50 mg de nourriture cuite suffisait à la déclencher. Il constata également qu'un repas composé à moitié d'aliments crus et à moitié d'aliments cuits du même type n'induisait pas de leucocytose.

Pour les végétaux :

- Cuisson dans l'eau : dans un récipient, faire chauffer très peu d'eau, mettre les ingrédients, couvrir. Le légume doit être ferme et croquant.
- Cuisson vapeur : faire chauffer un fond d'eau, placer les ingrédients dans un panier situé au-dessus de l'eau. Le légume doit être retiré à mi-cuisson.
- Cuisson en papillote : mouiller une feuille de papier Mono, mettre dessus les légumes, réunir les bords de la feuille pour la fermer, poser la papillote dans un récipient pour une cuisson vapeur.
- Ne pas laisser trop cuire l'aliment. C'est en vérifiant à plusieurs reprises que l'on connaîtra le bon mode de cuisson qui doit laisser le végétal ferme, croquant, savoureux et digeste. En effet, une cuisson à grande eau fait perdre toutes ses propriétés aux légumes.

Nombre de repas

Le petit-déjeuner est l'une des pires habitudes alimentaires du monde moderne. C'est surtout en Angleterre que l'on sert un copieux petit-déjeuner, le fameux breakfast, avec toutes sortes de mélanges indigestes. En Europe, certaines personnes font de même.

Mais le petit-déjeuner traditionnel des Français est plutôt le café au lait + tartines ou café, thé, chocolat avec du pain, ce qui est néfaste.

Ce mélange alimentaire est un magma infâme, indigeste et souvent encore présent dans l'estomac à midi.

D'autres ne peuvent commencer la journée sans leur « petit noir » (café serré). Il serait souhaitable que les habitudes changent. Si on ne peut s'en passer, la boisson du matin sera une tasse de café-chicorée, soit ¼ café pour ¾ chicorée.

En supprimant le petit-déjeuner, on peut ressentir au début des sensations sans gravité heureusement, tels que maux de tête, petites nausées, etc. Cela ne dure que deux à trois jours. Puis on se sent mieux, on a un regain d'énergie.

Nos idées sont plus claires et on appréciera mieux le repas de midi. En réalité, c'est le repas de la veille qui apporte les forces du matin.

Les esquimaux le savent bien. Ils ne donnent à manger à leurs chiens qu'à la fin de la journée. Les bêtes repartent au réveil, le ventre vide. Pourtant les courses sont en moyenne de 30 à 50 km par jour avec un lourd chargement sur le traîneau (500 kg) pour un attelage de huit à dix chiens.

Pour les personnes malades, un seul repas suffit qui sera servi vers 13 à 14 heures. Ce repas unique sera composé de fruits, mangés 15 à 20 minutes avant les légumes. Il est aberrant de manger trop d'aliments nourrissants lorsqu'on est malade. Notre capacité digestive est très réduite.

Quel repos l'intestin peut-il obtenir avec trois repas copieux par jour, dont celui de midi plus important que les autres ?

Ce mode d'alimentation maintient les intestins, de façon continue, en activité. Ceux qui disent de fractionner en cinq ou six repas ne diminuent pas la quantité d'aliments. Le tube digestif travaille plus encore, le foie stocke certains surplus, les reins doivent éliminer plus. Le corps tout entier est surchargé par l'abondance nutritive et doit y faire face.

Il faut donc par progression atteindre au repas unique en supprimant le petit-déjeuner du matin, puis en réduisant le repas excédentaire jusqu'à le supprimer.

Les travailleurs manuels auront plus de mal à s'y adapter, aussi on pourra tolérer un repas de fruits et fromages vers 8 heures et 12 heures, pour qu'ils puissent arriver sans peine au repas du soir, plus substantiel, de 20 heures.

Les « congestifs » (sanguins, digestifs et obèses) y gagneront une meilleure santé.

Les sédentaires ont intérêt à appliquer le système du repas unique.

LA MASTICATION

Horace Fletcher (1849-1919) avait été abandonné par les médecins comme incurable et voué au dépérissement à bref délai.

Il résolut de faire l'essai de bien mastiquer tous les aliments et il eut le bonheur de voir sa santé se rétablir peu à peu et les forces lui revenir complètement, à tel point qu'il devint un sportif, lui le condamné par la science officielle. Il démontra, preuves à l'appui :

- que notre régime habituel était de la suralimentation grave et constante ;
- que par sa méthode, on pouvait réduire de 50 % la ration alimentaire ;
- qu'une livre de nourriture sèche était plus que suffisante pour la santé ;
- que chaque personne soucieuse de sa santé et désireuse de bien digérer devait avoir la patience de mâcher tous les aliments jusqu'à complète trituration. Ils ne devraient jamais être avalés avant d'avoir été réduits en une bouillie homogène.

« Il vaut mieux mâcher trente fois la même bouchée que d'avaler trente bouchées. »

Les préceptes de Fletcher

- N'introduisez dans votre bouche qu'une petite quantité d'aliments ;
- n'introduisez pas de nouvelles bouchées avant que la précédente ne soit avalée ;
- toutes les parcelles d'aliments doivent être réduites dans la bouche, soit à l'état liquide, soit à l'état de bouillie, avant d'être avalées ;
- les aliments mous ou réduits par la cuisson à l'état de bouillie, de purée, doivent être mâchés et insalivés à peu près autant que les aliments solides ;
- si vous n'avez pas le temps de mâcher vos aliments d'une manière convenable, réduisez la quantité de nourriture plutôt que d'avaler sans mâcher ;

- ne soyez pas vorace, ne vous jetez pas sur la nourriture comme le ferait un affamé, n'engloutissez pas les aliments ;
- cessez immédiatement de manger lorsque vous sentez que votre appétit est satisfait. Ne vous laissez pas tenter par les friandises. Ce qui profite à votre organisme n'est pas ce que vous mangez, mais ce que vous assimilez ;
- lorsque les aliments sont réduits par la mastication à l'état de bouillie ou à l'état liquide, le travail de l'estomac est réduit de moitié.

Cette discipline vous évitera bien des malaises ou maladies par l'absence de fermentations que procure l'élimination totale des déchets.

Lorsque vous mangez, respirez lentement et mastiquez bien votre nourriture. Ne prenez aucun liquide pour ne pas imbiber l'aliment.

L'ALIMENTATION BIO

Qu'est-ce qu'un aliment bio ?

C'est un aliment sain, qui apporte la vie, qui est spécifique à une espèce. Il est naturel, sans additif, non dénaturé par les traitements de toutes sortes, notamment par des procédés mécaniques et chimiques.

L'homme est devenu l'animal le plus mal nourri de la terre. Son alimentation en a fait l'être le plus malade de la planète.

Des toxiques naturels peuvent exister dans les plantes obtenues selon diverses techniques de culture : naturelle, biologique, chimique.

Certains produits comme le tabac possèdent naturellement un principe toxique et d'autres, obtenus par une technique agrobiologique, ne peuvent être acceptés en qualité d'aliments.

Les produits biologiques rivalisent aisément avec ceux obtenus par l'agriculture chimique en ce qui concerne les garanties de propreté et les normes bactériologiques.

Celles-ci sont établies par les règlements d'hygiène publique, précisant les seuils numériques des diverses bactéries, qu'il est interdit de franchir dans les produits alimentaires.

L'avantage de la production biologique réside actuellement dans le fait qu'elle n'utilise pas les pesticides organophosphorés extrêmement dangereux. Ceux-ci, fort en vogue, sont employés sous forme d'herbicides sélectifs.

Il faut également mentionner l'utilisation des engrais chimiques. Les excès de fumure azotée peuvent aboutir à la modification des composants nutritionnels d'un aliment.

Les engrais azotés, utilisés sous la forme de nitrates ou de sels ammoniacaux, se transforment dans le sol et se retrouvent dans les légumes.

Les produits biologiques, par contre, ne subissent pas les différents additifs alimentaires autorisés par la loi –bien que parfois dangereux– et ne présentent pas de nocivité sérieuse au niveau des résidus chimiques.

Ils peuvent être acceptés sous l'appellation :
ALIMENTS DE HAUTE QUALITÉ.

Les groupes de consommateurs qui se nourrissent de produits biologiques acquièrent eux-mêmes une vitalité satisfaisante apte à engendrer une bonne santé.

La vitalité des aliments n'a pas été l'objet de l'attention des chercheurs officiels occupés par ailleurs à ne connaître que les propriétés physico-chimiques de ces aliments. C'est ce qui leur fait dire qu'à l'analyse, ils ne décèlent pas de différence entre les produits biologiques et les produits obtenus chimiquement.

Louis Claude Vincent a mis au point la méthode dite « de la bioélectronique » qui consiste à mesurer sur un échantillon trois paramètres :

- le pH (potentiel hydrogène) ;
- le RH2 (potentiel d'oxydoréduction) ;
- la résistivité (p).

Les résultats observés permettent de déterminer des terrains à forte et faible vitalité.

Pfeiffer, partisan de l'agriculture biodynamique, avait nourri des souris avec du blé « chimique » pour un premier lot, et du blé biologique (biodynamique) pour un second lot. Sa conclusion était que la mortalité des souris était deux fois plus importante avec le blé chimique. Lorsque les souris étaient placées en présence de blé, elles choisissaient le blé biologique.

De même, les poules produisent des œufs différents suivant qu'elles sont nourries au grain biologique ou au grain chimique :

- un tiers de plus en production d'œufs ;
- une meilleure qualité et conservation des œufs ;
- un pourcentage plus important de poussins (la fécondation est de l'ordre du double).

Un compost, réalisé à partir d'excréments de poules nourries biologiquement, s'avère plus efficace au niveau du rendement de la culture qu'il favorisera.

Toutes ces expériences sont ignorées par les sphères officielles.

Mais toutes concourent à démontrer de façon indéniable que, dans le domaine bien réel de la qualité vitale, les produits obtenus par des cultures biologiques possèdent des caractéristiques de vitalité remarquable.

Dépourvus de résidus nocifs, ils présentent des caractéristiques favorables dans les domaines des qualités organoleptiques, nutritionnelles, vitales.

Ils devront être consommés pour engendrer
une bonne qualité de vie ou la condition essentielle de notre survie.

chapitre 7

LES VITAMINES

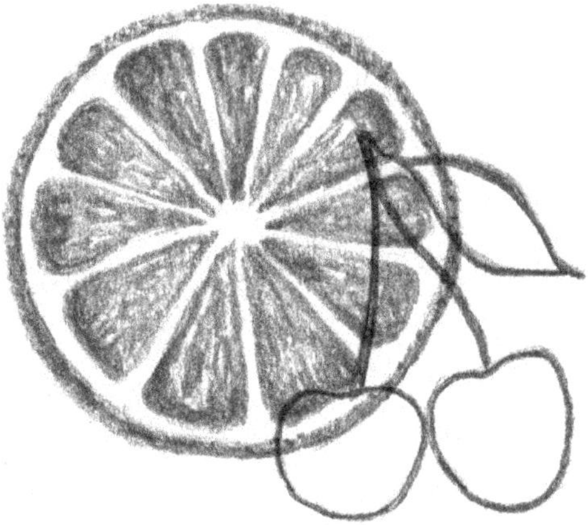

Elles ont un rôle capital dans l'équilibre de l'alimentation et cependant elles occupent une place infime dans la ration alimentaire.

Il a été estimé qu'en soixante-dix ans de vie, un homme consomme deux kilos de vitamines alors que le poids des autres constituants de la ration alimentaire s'élève à DOUZE TONNES.

RÉPARTITION DES VITAMINES DANS LE DOMAINE VÉGÉTAL

Les plantes telles que racines, tubercules, fruits, contiennent moyennement des vitamines.

Les embryons de graines, les bourgeons, les feuilles possèdent une forte teneur en vitamines.

Pour les végétaux, tout dépend de la saison et de la qualité des terrains cultivés.

Le printemps et l'été sont les meilleures saisons.

RÉPARTITION DES VITAMINES DANS LE DOMAINE ANIMAL

Elles sont essentiellement contenues dans les organes qui sont le siège d'une vie cellulaire. Ce sont les glandes à sécrétion externe ou interne qui constituent les abats. Elles contiennent de nombreux poisons annexes. Elles sont de ce fait particulièrement dangereuses pour l'homme.

C'est pourquoi nous conseillons de s'approprier les vitamines dans les végétaux : fruits, légumes.

Fruits et légumes : nourriture des humains.
Produits animaux : produits de dégénérescence.

PROVENANCE DES VITAMINES

Vitamine A

Elle se trouve dans les légumes et fruits sous forme de provitamines A. Elle est formée de carotène, surtout dans les parties vertes des feuilles. On la trouve dans le persil, le pissenlit, la chicorée, la carde, l'endive, l'oseille, les carottes, les cerises, les prunes, les groseilles, les abricots, etc., les corps gras : huile, olive, arachide, beurre, jaune d'œuf, lait et certaines huiles de poissons.

Vitamine D

Elle provient des végétaux par transformation d'un stérol (sorte d'alcool non saponifiable, existant dans les matières grasses), l'ergostérol (extrait de l'ergot de seigle), en ergocalciférol (vitamines D2).

Elle provient des animaux par transformation du stérol cholestérol en cholécalciférol. Certaines huiles de foie de poisson sont riches en vitamine D qui provient des algues flottantes, ensoleillées et absorbées par les poissons. Outre les sources végétales, et notamment l'avoine, la vitamine D se trouve dans le jaune d'œuf, le beurre, les amandes, les huiles de poisson (thon, flétan, morue).

Vitamine E

Elle se trouve dans les noix, noisettes, amandes, laitue, cresson, arachide, soja, tournesol, céréales (maïs, blé), ainsi que dans les produits dérivés (germe de blé, huile de germe de blé, pain complet, huile d'arachide, flocons d'avoine, blé germé, huile d'olive). Un sous-produit animal, le beurre d'été, en contient.

Dans les produits animaux, on la trouve dans le foie (bœuf, porc, veau, mouton) et un peu dans le muscle de bœuf et la graisse de porc.

Vitamine F

Elle comprend le groupe des acides gras non saturés dits indispensables (notamment les acides linoléique et arachidonique). Elle provient des végétaux et animaux qui contiennent ces substances.

Les vitamines K

Elles proviennent des plantes vertes, épinards, choux, pois. Elles existent dans les tomates, et pour le règne animal, dans le foie de porc.

Vitamine B1

Elle existe dans les produits végétaux tels que noix, pois, haricots, céréales, levure et fruits courants, dans le jaune d'œuf, le lait et ses dérivés, dans les tissus animaux (muscles, reins, foie du bœuf et du porc).

Vitamine B2

Elle est répandue dans le domaine végétal et animal dans :

- les épinards,
- les pommes de terre,
- les tomates,
- les céréales,
- les œufs,
- le foie,
- le cœur des animaux,
- la levure.

Mais nous manquons de recul pour évaluer les effets secondaires réels.

Vitamine B3 ou PP

On la trouve dans le lait mais non dans les matières grasses, dans le chou, la tomate et dans le foie d'animal.

Vitamine B5

Elle se rencontre dans les fruits, les légumes, le jaune d'œuf, la levure de bière et dans les viscères d'animaux.

Vitamine B6

Elle existe dans les fruits et légumes, les graines de céréales et soja ainsi que dans le jaune d'œuf. On la trouve dans les muscles, les reins des animaux et dans les poissons.

Vitamine B12

Elle se trouve faiblement dans les graines de céréales et sésame. Elle se trouve dans les œufs, un peu dans le lait, en quantité importante dans les abats (foie, reins, etc.).

Les vitamines H1, H2

Elles existent dans les domaines végétal et animal.

Vitamine C

Les parties externes de végétaux sont riches en vitamines C : le persil, les épinards, les oranges, le chou-fleur, les artichauts, la laitue, les tomates, etc.

Le foie et la viande de bœuf en contiennent mais c'est dans le monde végétal qu'on peut obtenir sa ration quotidienne.

Les vitamines occupent un poids infime dans l'organisme humain.

Elles n'entrent pas dans les matières glucidiques, protidiques et lipidiques, dans les fonctions énergétiques ou de construction de l'organisme.

Elles ont un rôle de catalyseur, c'est-à-dire qu'elles induisent une activation de réactions chimiques au niveau le plus simple de la vie cellulaire.

Elles favorisent les dégradations, les combustions des aliments énergétiques, libérant ainsi l'énergie nécessaire à la vie de l'organisme.

Les vitamines font partie des diastases qui interviennent au niveau de la digestion intestinale ainsi qu'au sein des cellules de l'organisme.

Elles sont indispensables au maintien de l'équilibre sanitaire de l'organisme.

Leur absence, dans un contexte d'alimentation défectueuse, aboutit au développement de symptômes de compensation plus ou moins graves.

L'aspect de leur action est amplifié par le fait que les substances organiques, qui constituent les vitamines, sont fragiles et parfois facilement détruites.

Elles ne peuvent être élaborées par les organismes animaux.

LES FONCTIONS DES VITAMINES

Vitamine A

Elle a un rôle actif : elle favorise la croissance de l'organisme. Elle réduit l'activité de la thyroïde qui, elle-même, provoque une diminution du métabolisme de base.

Elle a un rôle protecteur : elle exerce une action sur les muqueuses de l'œil, de l'œsophage, du vagin, etc.

Une carence importante peut entraîner un durcissement et l'opacification de la cornée, le dessèchement de la peau.

Vitamine D

Elle a un rôle actif : elle accroît l'absorption digestive du calcium, c'est un régulateur du métabolisme phosphocalcique.

Elle a un rôle protecteur : une carence réduit la calcification des cartilages de conjugaison, si bien que l'os compact étant réduit, il se produit des déformations osseuses, c'est le rachitisme.

Développement anormal des dents, fréquence des caries, le manque de calcium peut aussi provoquer des convulsions tétaniques chez l'enfant.

Vitamine E

Elle a un rôle actif : c'est un anti-oxydant. Elle épargne des destructions par oxydation des acides gras essentiels, des vitamines A et C.

Elle favorise la fonction de reproduction et participe au fonctionnement de l'hypophyse et de la thyroïde.

Elle a un rôle protecteur : une carence peut entraîner des lésions nerveuses et musculaires, particulièrement lors de la croissance.

On peut également observer des troubles cardio-vasculaires.

En cas d'absorption excessive de vitamines synthétiques, peuvent apparaître certains troubles :

- des nausées, des crampes musculaires, des troubles cardiaques pour la vitamine C ;
- anorexie, altération cutanée, osseuse, pour la vitamine A ;
- déséquilibre calcium/ phosphore pour la vitamine D (durcissement des artères, calculs rénaux).

En conclusion, nous pouvons dire que les besoins vitaminiques sont d'autant plus importants que l'organisme est jeune.

Ils correspondent au besoin de synthèse de nouvelles cellules et à la croissance permanente des tissus.

Ainsi, le premier signe apparent d'une carence en vitamines est l'arrêt de la croissance.

Le taux de vitamines doit donc être suffisant pour qu'une cellule demeure en bon état et remplisse ses fonctions.

Une alimentation riche en produits végétaux, variée en aliments idéaux (fruits et légumes), et les produits naturels sont les constituants d'un bon équilibre alimentaire.

chapitre 8

LES MALADIES, LES MICROBES

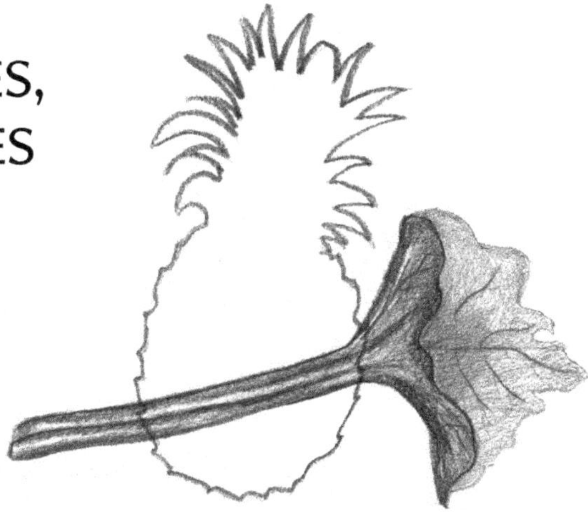

LES MALADIES ET LE PROGRÈS

Actuellement, la population française compte près de 80 % de malades, malgré les progrès de la médecine officielle.

Ces maladies – cancer, tuberculose, artériosclérose, diabète, etc. – sont presque toutes le résultat d'une mauvaise alimentation. Plus les peuples sont civilisés, plus ces maladies font des ravages.

La consommation excessive d'alcool, de tabac, de pain blanc dans lequel il ne reste plus que de l'amidon, l'emploi excessif de produits pharmaceutiques, etc., intoxiquent l'organisme.

Rejetons de notre vie ces erreurs alimentaires dues au progrès et à l'esprit mercantile de ce siècle pour nous tourner vers la bienfaisante nature qui nous offre des produits naturels.

Comme l'ont prouvé SHELTON, TILDEN, THOMSON, l'homme est frugivore, végétarien, comme le sont les singes dont l'organisme est identique au nôtre.

LES MALADIES

La maladie est un avertissement du corps qui nous indique les divers troubles de notre organisme.

Il faudrait dire, lors d'une grippe, « mon corps m'avertit que je me désintoxique » plutôt que « je suis malade ».

Les grands hygiénistes du XIX et XXe siècle disaient: « Il n'y a pas plusieurs maladies, mais une seule: la toxémie. »

L'un des plus grands savants hygiénistes a été le docteur Shelton, décédé en 1986, qui a exercé durant soixante ans dans une école de santé du Texas. Il est l'auteur d'une œuvre colossale sur la maladie et la santé. Certains de ses écrits ont été traduits en français.

Beaucoup d'auteurs expérimentés avaient déjà relaté leurs expériences sur la toxémie:

- au XIXe siècle: docteur Graham et docteur Trall-Taylor;
- au XXe siècle: docteur Thomson et docteur Tilden.

Le docteur John H. Tilden s'est consacré pendant soixante-cinq ans à l'étude de la maladie chez l'homme, de sa vie, de ses habitudes.

Ces résultats ont permis de montrer aux gens comment vivre pour surmonter la prétendue maladie et comment jouir d'une santé parfaite.

Il n'y a pas de maladie par elle-même.

Ce qui est appelé MALADIE est une santé altérée provoquée par la rétention des déchets dans le sang, à un degré tel que la résistance du corps est entamée.

Ces déchets, appelés toxines, sont naturels en quantités normales et limitées, provoquant une stimulation nécessaire.

Mais, quand une quantité excessive est retenue dans l'organisme, ils créent une sur-stimulation dont la conséquence est la TOXÉMIE.

Chaque prétendue maladie est une crise de toxémie. Cela veut dire que les toxines se sont accumulées dans le sang au-dessus du point de tolérance. Si l'élimination des déchets provenant du métabolisme de la cellule est réduite, celle-ci se trouve en situation de toxémie endogène ou d'origine interne.

Bien souvent se rajoute la toxémie exogène – externe – provenant du milieu environnant, ce qui accroît la toxémie générale.

La nature s'efforce de débarrasser le corps des toxines et de la prétendue maladie (rhume, mal de tête, fièvre, etc.)

Tout traitement qui entrave cet effort d'élimination fait échouer la nature dans son effort d'auto-guérison.

Toute crise aiguë répétée devient une maladie chronique ou organique.

Exemple : si les poumons sont les organes vulnérables, la tuberculose, la pneumonie, l'asthme ou la bronchite seront le facteur déclenchant de ces crises.

L'élimination forcée des toxines n'existe pas. C'est l'organisme lui-même qui, en fonction de son potentiel d'énergie, régule l'élimination des toxines au niveau cellulaire.

Au cours d'activités physiques intenses, sportives notamment, l'élimination des toxines est-elle accentuée ? C'est une opinion courante, dans les milieux naturistes où l'on voit souvent des personnes malades s'activer pour éliminer leurs toxines et tenter de conserver la santé.

Ainsi cette interprétation est erronée. S'il s'agit d'activité musculaire, les nutriments, dont les sucres simples, seront utilisés.

Le résultat engendre des déchets (pour les sucres, ce sera l'acide lactique) dont une partie sera immédiatement éliminée.

Il n'y a donc pas, au cours de l'activité, accélération de l'élimination des toxines, mais contrainte de l'organisme à faire face à l'augmentation du niveau de toxémie.

Deux situations peuvent alors se présenter : l'énergie vitale dont dispose l'individu est suffisante et son organisme est en bon état. Dans ce cas, l'élimination des toxines au cours de l'activité se fera convenablement.

Le jeûne ou une alimentation très légère, le repos au lit, le sommeil, la relaxation, l'abandon des habitudes énervantes, mentales et physiques, permettront à la nature d'éliminer les toxines accumulées; la seule cause de maladie.

La grippe

En France, les médias ont cité le chiffre de 4 millions de personnes ayant eu la grippe en janvier 2005. Cet aveu public est le reflet de la faillite des ressources de la profession médicale.

Pourquoi y a-t-il plus de problèmes de grippe –intestinale, respiratoire– chez l'enfant?

Parce qu'ils sont plus faibles, plus gourmands, et que les sucreries, bonbons, gâteaux, boissons très sucrées, composent une surcharge pour le système digestif et les organes d'élimination.

Je vais citer une anecdote:

> « Mon fils, âgé de 10 ans, était scolarisé. Lui et une partie de sa classe étaient absents pour cause de grippe.
>
> « Ma méthode de guérison: repos au lit, bouillon léger, lui ont permis, trois jours plus tard, de reprendre le chemin de l'école alors que ses petits camarades, toujours malades, étaient encore alités pendant plus de dix jours.
>
> « L'année suivante, nouvelle épidémie de grippe: voulant rester plus longtemps à la maison, il posait le thermomètre sur le radiateur de sa chambre ce qui faisait monter la température. Sa grande forme m'a permis de déjouer son stratagème. »

La toxémie s'installe progressivement dans l'organisme. Ce n'est pas l'effet du hasard. Si les organes excréteurs, foie, reins, poumons, sont en bon état, l'élimination des toxines se fera convenablement au niveau des cellules et organes.

Si les organes excréteurs sont en mauvais état de fonctionnement, ils ne peuvent jouer leur rôle de capteurs de toxines et c'est ce qu'on appelle la maladie.

Ce dernier sursaut du corps est souvent mal interprété. Il est considéré comme une malédiction qui s'abat sur la personne alors qu'il s'agit d'un ultime avertissement de son corps pour prendre les mesures nécessaires pour retrouver la santé.

Pourquoi, quand les symptômes de la maladie se produisent, vouloir faire cesser ce processus par un traitement quelconque ?

Ce traitement consommera une part importante d'énergie chez le malade et arrêtera le travail d'élimination des toxines et provoquera une altération des cellules concernées.

Il est contre-indiqué de vouloir nourrir des patients pour leur redonner des forces. La nourriture ingérée, la plupart du temps, se putréfie lorsqu'on est malade.

Il faudra une certaine quantité d'énergie pour digérer les aliments et les assimiler. Cela se fait au détriment de l'énergie restant encore disponible pour la guérison et cela retarde d'autant le retour à la santé.

Il faut noter que le seuil de tolérance de toxémie est plus élevé chez le vieillard. Ceci s'explique par une vitalité plus faible que chez l'enfant.

Les crises aiguës sont moins vives et la fièvre ne monte pas au-delà de 38-39 °C, alors que chez l'enfant les poussées de fièvre vont jusqu'à 40-41 °C.

Certains médicaments peuvent arrêter momentanément les symptômes, mais ils ne modifient pas la cause.

Là aussi, laissons faire la nature : se reposer, de préférence dans le silence, couché bien au chaud (utiliser, si besoin, une bouillotte pour vous réchauffer).

Il est dans nos habitudes de penser qu'un léger malaise n'est pas important. Une indigestion, des palpitations, des maux de tête, des douleurs dans la poitrine, ne sont que passagers. Nous pensons que des crampes occasionnelles dans les muscles des jambes ne signifient pas grand-chose. Les douleurs dans le dos et les épaules sont tolérables et éphémères.

Cela indique tout simplement que le corps est empoisonné de toxines et que les organes sont surchargés.

Ces avertissements sont souvent ignorés et, au lieu de changer nos habitudes de vie, on pallie avec des médicaments.

C'est la maladie chronique avec toutes ses conséquences. Quand les intégrités organiques et fonctionnelles tombent encore plus bas, ce sont alors les maladies destructives. Il n'y a jamais de mort soudaine, il y a auparavant de nombreux avertissements dont le malade n'a pas tenu compte.

Pour retrouver la santé, c'est la cause qui a provoqué les symptômes qui doit être supprimée. Toute la vie de l'individu doit être révolutionnée en conformité avec les lois de la vie.

GRAPHIQUES SUR LES DIVERS NIVEAUX TOXÉMIQUES

La toxémie : c'est la présence de substances diverses : toxines incompatibles pour la santé dans les cellules, la lymphe, le sang, les tissus, les organes. Les toxines existent toujours dans le corps en plus ou en moins grande quantité du fait que le métabolisme cellulaire entraîne en permanence des déchets.

Fluctuation toxémique : c'est une marge de sécurité. Le niveau toxémique monte et descend sous l'influence d'un mode de vie défectueux et passager. Il ne produit pas de symptômes.

Seuil de tolérance : c'est le niveau maximum de toxines qu'accepte l'organisme. Au-delà, les troubles apparaissent.

Énergie vitale : c'est la capacité d'énergie que possède l'organisme pour réagir et déclencher une crise de désintoxication : maladie.

Niveau de la toxémie

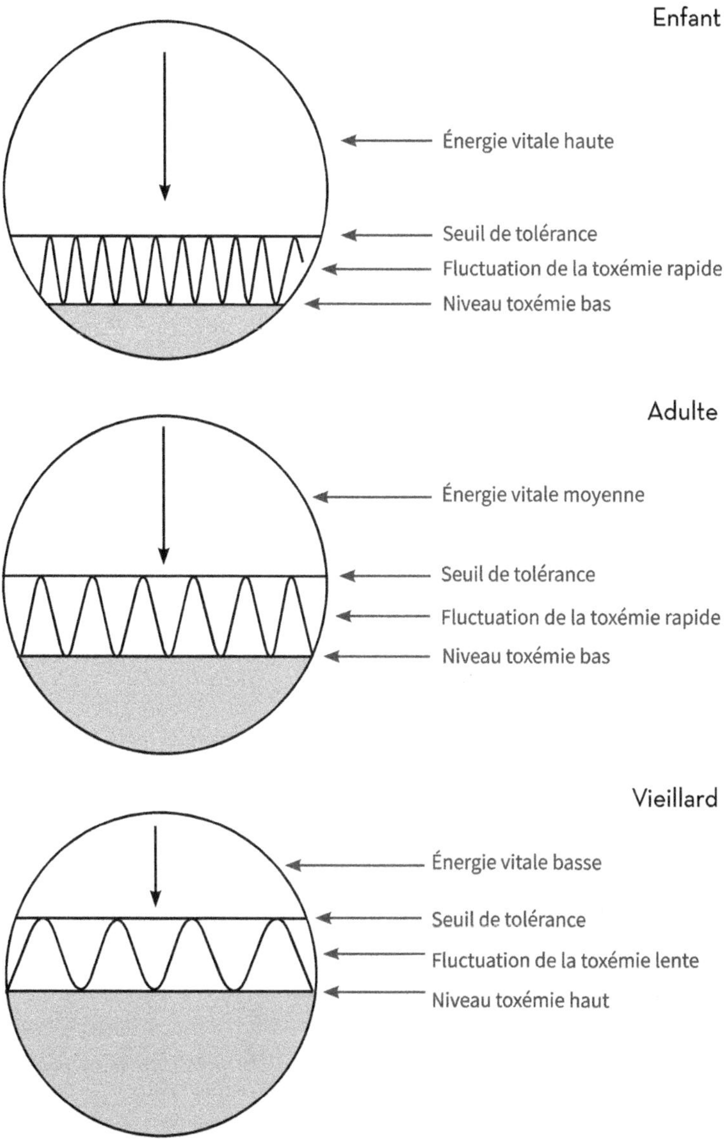

Phases évolutives de la toxémie (maladie)

État normal de santé

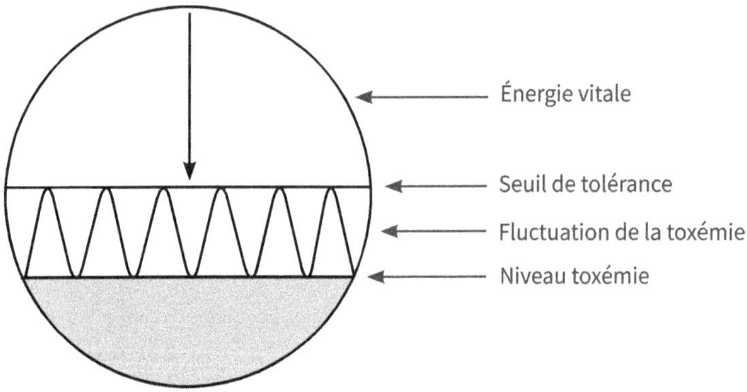

Situation de crise

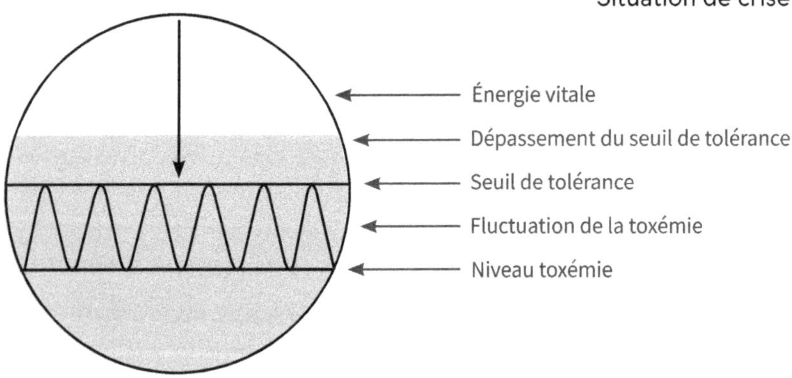

Situation de crise mais solution, suppression par les médicaments

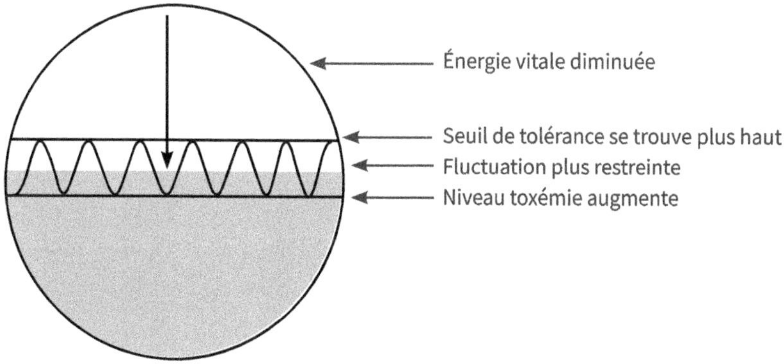

État chronique

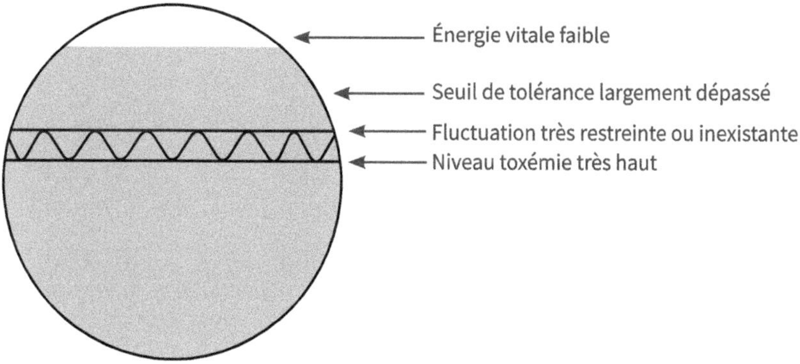

Étude comparative de six aliments consommés dans neuf pays

	Consommation par type d'aliments (en kg par personne et par an, en 2000)*					
	Huiles végé-tales	*Huiles et graisses animales*	*Fruits et légumes*	*Viandes*	*Poissons*	*Produits laitiers*
Japon	12,0	2,1	166,4	43,2	71,2	68,7
France	16,5	18,5	221,6	96,8	28,3	262,6
Royaume-Uni	16,0	9,4	171,5	73,5	20,2	222,6
Espagne	26,9	4,0	251,6	99,6	37,3	161,4
Pays-Bas	17,0	8,2	224,4	86,4	14,4	340,0
Norvège	13,2	16,5	178,4	59,4	61,3	265,4
États-Unis	24,4	6,5	237,0	118,4	21,7	254,9
Mexique	11,5	3,7	145,7	44,9	10,3	99,8
Hongrie	14,3	25,6	164,1	87,7	4,5	160,8

	Mortalité par maladie cardio-vasculaire (pour 100 000 en 1995)	*Mortalité par cancer (pour 100 000 en 1995)*	*Longévité (hommes/ femmes)*
Japon	110	106	77/ 84
France	108	131	74/ 82
Royaume-Uni	193	137	74/ 80
Espagne	143,8	120,8	74/ 80
Pays-Bas	160,8	136,7	74/ 80
Norvège	174,4	121,7	73/ 80
États-Unis	188	131	73/ 79
Mexique	174,7	81,2	69/ 74
Hongrie	369,9	191,9	64/ 73

* Actuellement ces pourcentages sont plus importants.

Neuf pays sont ici classés dans l'ordre de longévité décroissante. Les chiffres les plus favorables sont indiqués en gras. Les plus néfastes en blanc sur fond noir. Le rôle de l'alimentation est manifeste : une alimentation conforme aux préceptes des nutritionnistes induit généralement une durée de vie plus longue. Ainsi, le Japon, champion de la durée de vie, est aussi celui qui se nourrit le mieux.

Quand un médecin va voir un malade,
qu'il se souvienne de lui recommander la diète.

Il est certain que si tout le monde vivait frugalement, il y aurait peu de maladies :

- on n'aurait pas besoin de remèdes ;
- on serait soi-même son propre médecin ;
- on serait convaincu qu'on ne peut en avoir de meilleur.

LES MICROBES

Si les microbes sont la cause de la maladie, ils causeront toujours la maladie. Les microbes sont partout et pourtant les porteurs de germes ne développeront pas tous la maladie.

Des études ont été réalisées dans les camps de la marine américaine durant les épidémies d'influenza. Le but était de transmettre la maladie du malade au bien portant. On inocula plusieurs groupes de volontaires de cultures pures du bacille de Pfeiffer, en utilisant les sécrétions des passages respiratoires supérieurs et du sang pris sur des cas typiques d'influenza. On badigeonna et on écouvillonna le nez et la gorge de trente hommes. Le résultat de cette expérience fut que l'on ne put produire une attaque d'influenza.

Voilà déjà plusieurs décades que la théorie des microbes a été lancée. Mais il n'existe pas une seule maladie dont l'origine soit prouvée être un microbe et pas une qui puisse être guérie selon cette théorie.

Une cause doit être constante et spécifique dans son influence ou alors ce n'est plus une cause.

Les microbes sont omniprésents, voici une vérité fondamentale que Pasteur et Béchamp ont découverte.

Les recherches menées dans les laboratoires bactériologiques ne jettent aucune lumière sur les états du corps qui permettent aux microbes de croître et qui préviennent leur développement.

Ces microbes ne se développent que lors d'affections telles que l'indigestion, les catarrhes, etc. La résistance est affaiblie quand on pratique avec excès n'importe quelle habitude physique ou mentale. Quand on ne se donne pas assez de repos, on ne peut maintenir l'énergie nerveuse au niveau normal.

Repos, mode de vie réformé, permettent une élimination et l'on devient immunisé au microbe omniprésent.

La stérilisation, les vaccins, les sérums, les préservatifs chimiques ont causé une grande négligence des moyens naturels de préservation, lesquels, seuls, peuvent assurer santé et force à l'individu.

Prenons les vaccins : sont-ils efficaces ? dangereux ? ou favorables à la santé de l'individu ?

Dans les pays comme la Grande-Bretagne, l'Allemagne, les Pays-Bas, l'Irlande, le Danemark, l'Espagne, aucune vaccination n'est obligatoire.

En Belgique, seul le vaccin de la polio est exigé.

En Italie, polio, diphtérie, hépatite B.

En Grèce, diphtérie, tétanos, polio, coqueluche.

Au Portugal, diphtérie, tétanos, polio, coqueluche.

En France, diphtérie, tétanos, polio, BCG, rougeole.

Pourquoi de telles différences avec nos pays voisins ? Ils ne sont pourtant pas gouvernés par des gens irresponsables.

Le véritable pouvoir de guérison se trouve à l'intérieur
de chaque organisme et uniquement là.

Lorsque nous prendrons conscience que nous sommes les artisans de nos propres misères, les architectes de nos propres états pathologiques et les créateurs de nos propres maladies, nous serons alors prêts à vivre d'une manière sensée même pendant les périodes de festivités.

chapitre 9

LE JEÛNE, LA MONODIÈTE

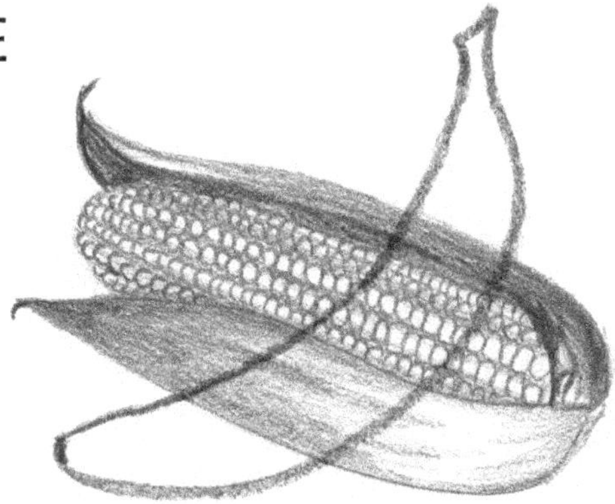

LE JEÛNE

Le jeûne est l'une des thérapeutiques les plus utilisées sur tous les continents en raison de sa prodigieuse efficacité. Il permet au corps de se délivrer lui-même de tumeurs bénignes, de calculs vésiculaires, rénaux, de dépôts de sels dans les articulations ou de cholestérol, etc.

Pour obtenir le meilleur effet du jeûne, il faut apprendre à le pratiquer avec sagesse et sensibilité et prévoir, avant le jeûne, des paliers de préparation, et après le jeûne, des paliers de réalimentation.

Je pratique le jeûne régulièrement et l'enseigne depuis trente et un ans. Beaucoup me disent en fin de cure : « C'est merveilleux, mes troubles de santé ont disparu, je ne me suis jamais senti aussi bien. »

Nous avons à notre disposition un moyen naturel pour nous auto-guérir des méfaits d'une nourriture inadéquate.

Le jeûne est la période pendant laquelle on s'abstient de toute nourriture solide pour ne boire que de l'eau, des tisanes, du jus de fruits ou de légumes. On éliminera bien sûr les excitants comme la cigarette, le café, le thé, le sucre et le sel.

- La personne qui jeûne n'est pas affamée, elle n'a plus faim au 3e jour
- Le jeûne permet de régénérer son corps, d'acquérir une meilleure santé.
- Le jeûne est un repos physiologique et psychologique.
- Le jeûne n'est pas une épreuve, ni une pénitence.
- C'est une mesure de nettoyage du corps qui mérite plus d'attention du grand public.

Le jeûne et les plantes

Durant l'hiver, tout métabolisme cesse, la sève ne circule plus, les feuilles tombent : c'est l'hibernation des plantes, la suppression totale de nutrition. Elles ne reçoivent plus ni air, ni carbone, ni oxygène, ne prennent ni minéraux, ni nitrates de la terre.

Jeûne primordial préparant le renouveau qui éclatera au printemps.

Jeûne qui ne tue pas la plante, ne l'affaiblit pas mais la repose et lui assure, après ce sommeil réparateur, une métamorphose de tout son être végétal.

Le jeûne et les animaux

Dans cette étude, le docteur Shelton a appréhendé le sujet sous des angles divers.

Le jeûne pendant la période du rut : il est très rare chez les mammifères et les oiseaux. Bon nombre de poissons jeûnent pendant la période de frai. Le mieux connu est le long jeûne des saumons mâles. Au moment où ils émigrent de la mer vers les fleuves, leurs muscles sont surchargés d'énormes masses de graisse.

Jeûnant pendant tout le voyage qui dure des semaines et même des mois, ils sont très amaigris lorsqu'ils atteignent les rivières où les courants sont violents.

Débarrassés de leur graisse, leurs muscles sont souples et agiles. C'est à ce moment que les saumons déploient l'endurance et l'adresse qui leur permettent de progresser contre le courant tumultueux.

Les pingouins et les jars sont les seuls oiseaux jeûnant pendant la période d'accouplement. Le jars perd à peu près le quart de son poids.

Pendant les trois mois de la période annuelle d'accouplement, le phoque mâle d'Alaska ne mange, ni ne boit de mai ou de la mi-juin à la fin de juillet ou début d'août.

Les grands mammifères dans les montagnes subissent un jeûne sévère. Moutons, mulets, yaks doivent creuser la neige pour trouver des traces d'herbes.

Le jeûne après la naissance

Des jeûnes de plus ou moins longue durée sont observés chez beaucoup d'animaux après la naissance.

Par exemple, Fabre nous dit que certaines araignées ne prennent aucune nourriture pendant les six premiers mois de leur vie, mais se régalent seulement des rayons du soleil.

Les poussins ne prennent ni eau, ni nourriture pendant les trois premiers jours qui suivent l'éclosion de l'œuf.

Le jeûne quand la faim est absente

Beaucoup d'animaux font des repas très espacés, ils ne mangent pas pour la bonne raison qu'ils n'ont pas faim. C'est le cas des serpents qui ne mangent qu'à de longs intervalles.

Le jeûne dans les cas de colère ou d'énervement

Un animal refuse la nourriture quand il est énervé ou surexcité. En fait, s'il arrive à un animal qui a faim d'être irrité au cours de son repas, il cessera de manger. Des chiens chagrinés par l'absence ou la mort de leurs maîtres refuseront la nourriture pendant de longues périodes.

Le jeûne en captivité

Certains animaux refusent de manger quand ils sont en captivité. Ils se laissent mourir de faim. L'un d'eux est le fameux iguane marin Amblyrhymchus Cristatus, un lézard des îles Galapagos, décrit comme le dragon végétarien ou le jeûneur car il se nourrit d'algues et peut s'abstenir de nourriture pendant longtemps (plus de cent jours).

Les jeûnes expérimentaux

Des milliers d'animaux ont été employés pour des jeûnes expérimentaux: des insectes, des poissons, des serpents, des oiseaux, des rongeurs, des lapins, des blaireaux, des vaches, des chevaux et de nombreux autres animaux.

La période d'abstinence a été poussée au-delà de la limite normale de jeûne, jusqu'à la période d'inanition, quelques-uns étant rompus avant que la mort ne survienne, d'autres étant poussés jusqu'à la mort.

Le jeûne en cas de blessure

Les chercheurs ignorent que de nombreux animaux jeûnent dix, vingt jours ou plus avec une lésion ou une fracture.

Le docteur Oswald rapporte le cas d'un chien qui avait été enfermé dans le grenier d'une grange par un sergent. Perdant son équilibre, il tomba, fit quelques culbutes et s'écrasa sur le pavé avec un craquement qui semblait avoir brisé tous les os de son corps. Du sang coulait de sa gueule et de son nez.

Les cavaliers conseillèrent de mettre fin à sa souffrance. Après quelques hésitations, le docteur Oswald décida de le ramener à la maison dans un panier pour lui donner une chance de s'en tirer. Il avait deux pattes et trois côtes de cassées. Il respirait avec peine, ses poumons semblaient atteints.

Pendant vingt jours et vingt nuits, le chien s'obstina à vivre dans son panier, sans toucher une miette de nourriture solide, mais juste quelques gouttes d'eau.

À la fin de la troisième semaine, il arrêta son jeûne avec une soucoupe de lait sucré et au soir du vingt-sixième jour, il montra un intérêt à des morceaux de viande.

On dit que si un éléphant est blessé mais encore capable de voyager, il marchera avec le reste du troupeau et on le trouvera se tenant près d'un arbre pendant que les autres se régaleront d'un bon repas. L'éléphant blessé est complètement indifférent à l'excellente nourriture qui est autour de lui.

Le jeûne dans la maladie

Un chat ou un chien, malade ou blessé, se retirera dans quelque endroit écarté afin de se reposer et de jeûner jusqu'à ce qu'il aille mieux. De temps en temps, il sortira pour boire de l'eau. Le repos physique, le repos psychologique et l'eau sont leurs remèdes.

La nature nous enseigne que la façon de se nourrir dans le cas de maladie aiguë est justement de s'abstenir de toute nourriture.

Tous les éleveurs savent que lorsqu'une vache, un cheval, un porc ou un mouton refuse toute nourriture ou de jour en jour, en consomme beaucoup moins, c'est que quelque chose ne va pas chez l'animal.

Le jeûne par manque de nourriture

Les animaux jeûnent pendant des périodes plus ou moins longues, en temps de disette quand des inondations, des sécheresses, des tempêtes détruisent leurs provisions, ou quand la neige recouvre tout, rendant temporairement la nourriture inaccessible.

Il arrive souvent qu'au cours de leur vie, les animaux soient forcés de rester plusieurs jours sans manger pour la bonne raison qu'ils ne peuvent trouver de la nourriture. Parfois, ils restent si longtemps sans en trouver qu'ils en meurent, mais c'est assez rare.

Heureusement, ils possèdent des réserves suffisantes qui leur permettent de rester sans manger pendant longtemps et de survivre.

Les animaux qui abordent l'hiver avec une quantité de graisse considérable en sortent habituellement plus maigres car ils sont obligés de se contenter de provisions fort réduites.

Même en pleine période d'abondance, des insectes peuvent détruire leurs provisions au point que beaucoup d'animaux sont obligés de rester de longues périodes sans manger.

Le jeûne au cours d'emprisonnement accidentel

Certaines circonstances forcent parfois les animaux domestiques ou sauvages à jeûner.

C'est le cas d'un épagneul enfermé par mégarde dans le grenier d'un vieux château en ruines. Le chien avait pu se procurer quelques gouttes d'eau au bord d'une fente du toit, quelques averses l'avaient approvisionné. Mais il n'avait aucune espèce de nourriture.

Il fut délivré par un groupe de visiteurs à la fin de l'été. Les côtes du petit prisonnier enfermé depuis mi-juin pouvaient être comptées facilement. Il fut encore capable de se traîner sur le plancher pour lécher les mains de ses sauveteurs.

Un autre récit nous rapporte les faits suivants : un veilleur de nuit d'une blanchisserie parlait d'un « revenant » qu'il avait entendu une nuit dans la chambre des machines. Il se dirigea vers un trou recouvert dans le plancher, reste d'une excavation infructueuse pour découvrir un puits. Tendant l'oreille, il tapa sur un tuyau qui descendait et entendit un gémissement éloigné.

Il sut ce qui était dans le trou car, au début du mois de janvier, il avait trouvé et adopté un jeune chien bâtard. Mais après quelques jours, celui-ci avait disparu et on avait solidement recouvert l'excavation. Le bruit des machines devait avoir étouffé les aboiements du chien depuis ce temps-là.

En toute hâte, cet homme démonta la planche qui fermait l'ouverture et ramena le chien qui était devenu squelettique, incapable de se tenir sur ses pattes.

Aucun vétérinaire de la localité ne voulut croire qu'un chien pouvait avoir jeûné pendant quatorze semaines. Quelques-uns pensèrent qu'il avait survécu grâce à la capture de quelques rats, d'autres crièrent à l'impossible. Ces vétérinaires étaient ignorants du jeûne.

Shelton nous raconte également qu'une femme avait entrepris de jeûner sous sa direction. Son médecin l'avait tancée vertement, plusieurs de ses collègues aux honoraires élevés (des spécialistes et professeurs en médecine) avaient déclaré qu'ils ne connaissaient pas et ne pouvaient déterminer son mal, qu'ils ne pouvaient rien faire pour elle. Son médecin déclara que si elle passait six jours sans manger, son cœur flancherait et elle mourrait.

Elle fit deux jeûnes, l'un de douze jours, l'autre de treize, et recouvra la santé. Le docteur revint tout penaud quelques mois plus tard et s'excusa pour sa conduite peu médicale. « J'ai fait des recherches sur ces cas et j'ai découvert qu'en Allemagne, on emploie le jeûne avec des résultats excellents », dit-il.

L'hibernation chez les animaux se traduit par un jeûne total ou partiel.

Tous les animaux s'adaptent d'une façon ou d'une autre à la saison hivernale. L'hiver est une période difficile dans les pays nordiques pour beaucoup de plantes et d'animaux. Avec ses jours courts, sa température basse, le temps orageux, l'insuffisance de nourriture, les animaux comme les plantes doivent résoudre le problème de survivre dans des circonstances très défavorables.

Les animaux de même que les plantes ont trouvé des solutions à ce problème, s'adaptant à l'hiver de façon très variée.

La migration pour les oiseaux n'est qu'une des nombreuses solutions que les animaux ont trouvée à ce problème. Les oiseaux qui émigrent peuvent mener une vie aussi active dans leurs habitats méridionaux que dans leurs habitats nordiques au printemps et en été. Il n'en est pas de même pour les animaux qui n'émigrent pas.

Certains animaux mettent en réserve des provisions de nourriture pour cette période. Les abeilles emmagasinent du miel, les écureuils des noisettes. Pendant les jours les plus froids, ils dorment et ne prennent aucune nourriture. Ce qui revient à dire que beaucoup d'animaux qui conservent de la nourriture dans diverses cachettes jeûnent fréquemment pendant les mois d'hiver.

D'autres animaux emmagasinent leurs provisions de nourriture en eux-mêmes. Ces provisions intérieures servent à l'animal aussi bien que les cachettes des animaux qui font des réserves en dehors de leur propre corps. Les chauves-souris, les souris, les hérissons, les marmottes, les crapauds, les tritons, les lézards, les serpents, les escargots, les mouches, les guêpes, les abeilles, les ours, les crocodiles et beaucoup d'autres animaux n'émigrent pas mais prennent leurs quartiers d'hiver.

L'hibernation est un état de sommeil durant lequel la respiration, la circulation et le métabolisme sont considérablement diminués, état dans lequel les animaux des régions tempérées passent l'hiver.

Pendant cette période, les fonctions vitales animales sont presque suspendues ; la chaleur du corps s'abaisse presque jusqu'à la température de l'air. L'activité du cœur est réduite et les animaux perdent de trente à quarante pour cent de leur poids.

Pendant l'hibernation, le mammifère peut ne pas manger, dépendant entièrement des réserves de nourriture accumulées dans son corps.

Certains biologistes préfèrent l'expression « vie ralentie et muette » pour ce qu'ils décrivent comme étant le coma ou la léthargie de nombreux animaux inférieurs comme certaines grenouilles et certains poissons, beaucoup d'escargots et d'insectes.

D'autres biologistes préfèrent limiter le terme hibernation au « sommeil hivernal » des animaux à sang chaud ; ils comprennent aussi dans ce terme la « torpeur saisonnière » des grenouilles, crapauds, reptiles, certains poissons, insectes, crabes et escargots.

L'hibernation ressemble au sommeil et a été comparée à une catalepsie, mais ce n'est pas un sommeil.

L'animal hibernant dort tout le temps ou presque mais l'hibernation est différente du sommeil. La température corporelle descend très bas dans cet état alors qu'elle reste normale pendant le sommeil.

Les battements du cœur et la respiration sont très ralentis pendant l'hibernation alors qu'ils ne sont que légèrement ralentis pendant le sommeil.

L'excrétion est suspendue pendant l'hibernation alors qu'elle peut être augmentée pendant le sommeil.

Il y a une grande perte de poids pendant l'hibernation, dans le sommeil, il peut y avoir augmentation.

L'hibernation est restreinte à la saison froide, le sommeil a lieu d'un bout de l'année à l'autre, la nuit de même que le jour, et ne dure que quelques minutes ou quelques heures.

L'hibernation chez les plantes : le sommeil hibernal des arbres, des arbustes et de nombreuses autres plantes se remarque partout pendant l'hiver. À l'approche de l'automne, ils perdent leurs feuilles, leur sève descend et ils vivent endormis jusqu'à la venue du printemps.

Les plantes ne prennent ni carbone, ni azote de l'air, et n'extraient ni minéraux, ni nitrates du sol. Le métabolisme est pratiquement nul pendant cette période. L'interruption de l'écoulement de la sève dans les arbres pendant l'hiver est semblable à l'arrêt presque complet de la circulation sanguine chez les animaux hibernant.

Le jeûne et l'homme

Dans l'Antiquité, Platon et Socrate avaient établi des jeûnes disciplinaires pour favoriser la sagesse, la perfection de possession de soi-même, l'élévation de sentiments. Le jeûne n'est pas une pratique moyenâgeuse.

Plus récemment, Gandhi jeûnait pour purifier l'Inde et nous connaissons tous son influence sur la population. Chacun connaît les actes personnellement désintéressés et les jeûnes politiques dont Gandhi était si généreux pour rendre à l'Inde son indépendance.

Par contre, rares sont ceux qui savent que Gandhi avait dans sa vie privée une notion toute chrétienne du jeûne : quelqu'un de son entourage commettait-il une indélicatesse, une maladresse ou une action mauvaise, Gandhi jamais ne reprenait ou n'accusait ; il prenait simplement la faute de l'autre à son compte en jeûnant un, deux ou plusieurs jours selon l'importance de l'erreur commise.

Voici quelques réflexions pertinentes de Gandhi à propos du jeûne :

> Le jeûne m'apparut alors comme pouvant être aussi bien une source de plaisir qu'un moyen d'ascèse. Nombre d'expériences semblables que je fis par la suite et que d'autres firent aussi, confirment cette étonnante constatation. Je voulais aguerrir mon corps mais surtout arriver à une totale ascèse du goût. C'est pourquoi je passais d'un régime à l'autre tout en réduisant la quantité. Mais le plaisir ne me lâchait pas d'une semelle. Lorsque je remplaçais une forme de régime par une autre, je trouvais l'occasion de m'en régaler encore plus.
>
> L'expérience m'a appris cependant que c'était une erreur d'apprécier la valeur d'un aliment selon sa saveur. On ne doit pas manger pour le plaisir du palais mais pour garder au corps toute sa vigueur. Quand les organes des sens sont soumis aux exigences de la santé et que le corps obéit à l'âme, le désir de jouir perd son pouvoir tyrannique et nos fonctions physiologiques répondent aux intentions de la Nature.
>
> On ne fera jamais assez d'expériences et sacrifices pour atteindre ce degré de parfaite harmonie avec la Nature. Malheureusement, de nos jours, le courant va en sens contraire avec une force redoublée. On n'hésite plus à sacrifier une multitude d'autres vies pour entourer d'aises et de parures un corps qui n'est que périssable ou pour prolonger de quelques instants son existence éphémère. De cette manière, nous nous condamnons, corps et âme, à notre propre perte.
>
> Pour produire un effet salutaire, les privations ne doivent pas être imposées par la volonté des autres. Nous devons nous y soumettre nous-même de plein gré.
>
> Le jeûne ne peut aider à dominer le côté animal de notre nature que si on le pratique avec l'intention de se dominer soi-même car certains de mes amis ont effectivement remarqué qu'après avoir jeûné, leur sensualité s'en trouvait exacerbée. Il est donc parfaitement vain de vouloir jeûner si on ne s'efforce pas en même temps de parvenir à la maîtrise de soi.

Quand jeûner

Quelle période de l'année faut-il choisir ? Certains proposent la saison chaude, l'été. D'autres le printemps ou l'automne en tenant compte du fait que le jeûneur a tendance à être sensible au froid au cours du jeûne. En fait cette frilosité n'est pas liée à la température environnante mais au taux de toxémie de la personne. Lorsque cette toxémie diminuera, la sensation de froid disparaîtra.

On a pu constater que l'air ambiant, en été, ou avec un excès de chauffage en hiver, constituait un handicap au bon déroulement du jeûne.

On peut donc définir le printemps et l'automne comme les périodes les plus favorables.

Les 4 formes de jeûne

Le jeûne hebdomadaire, le jeûne annuel, sauter un repas occasionnel, le jeûne matinal.

1. Le jeûne hebdomadaire

Ce peut être le lundi ou un autre jour particulier de la semaine. On saute le petit-déjeuner et le déjeuner pour dîner légèrement.

On peut boire de l'eau ou ne rien boire du tout. On peut aussi se coucher ou s'occuper pour éviter que l'esprit ne s'attarde sur le repas sauté. Tout est dans la tête.

2. Le jeûne annuel

C'est un jeûne moyen de dix à quinze jours au maximum pour l'entretien et la récupération des forces. On ne peut pas le faire durant des vacances à la mer ou à la montagne, mais dans un lieu pour jeûner et sous une surveillance compétente.

Il faut jeûner normalement jusqu'au retour de la faim, sans craindre de voir s'épuiser ses réserves vitales.

Il ne faut pas couper un jeûne sans raison car il en résulterait des désavantages :

- vomissements, refus de la nourriture ;
- langue demeurant chargée et blanche ;
- dégoût persistant pour la nourriture sur une longue période ;
- guérison partielle ;
- gain de poids dérisoire par rapport au poids habituel.

Pour les maladies aiguës, il faut jeûner jusqu'à guérison totale.

Pour les maladies chroniques, il faut plusieurs jeûnes longs et complets, rompus chaque fois au retour de la faim.

Pour la tuberculose, les jeûnes doivent être courts, exécutés par périodes ne dépassant pas sept à dix jours.

Pour le cancer, les jeûnes courts sont inopérants et inutiles, le jeûne doit être de longue durée.

Idem pour les troubles catarrheux, les rhumatismes, l'arthrite, la goutte, les troubles digestifs, le diabète, le mal de Bright, la plupart des maladies cardiaques, la fièvre.

Dans ce dernier cas, il faut poursuivre le jeûne encore un à deux jours après la disparition de la fièvre pour abaisser le niveau toxique à l'échelle normale.

Les contre-indications au jeûne sont insignifiantes : en cas de peur de jeûner, d'émaciation extrême, dans la faiblesse ou la dégénérescence extrême, dans le cas de reins inactifs accompagné d'obésité, dans le cas cardiaque si le cœur faiblit, si l'on use de médicaments ou piqûres.

3. Sauter un repas occasionnel

Si le jeûne hebdomadaire est facile à suivre, plus précieux encore est le jeûne qui consiste à sauter un repas de temps en temps quand on en a besoin. Lorsque la tension nerveuse est considérable, lorsque l'on a des soucis, des émotions fortes, quand le corps est fatigué, l'esprit troublé, la capacité de digestion est réduite, il vaut mieux éviter de manger.

Comme le disait Shelton: « Si vous n'êtes pas à l'aise mentalement et physiquement d'un repas à l'autre, sautez le repas ou modulez-le en quantité. »

4. Le jeûne matinal ou système DEWEY

Ce jeûne consiste à sauter le petit-déjeuner tous les jours de l'année. Vers 10 ou 11 heures, si l'on a faim, on peut manger une petite pomme.

En effet, l'élimination se passe surtout la nuit et au réveil, elle n'est pas encore terminée. C'est pourquoi on n'a jamais faim le matin.

Par contre, cette élimination se ralentit le jour pour permettre au sang de se consacrer à d'autres tâches comme la digestion, le travail, etc.

Le jeune ne guérit pas, il n'est qu'un repos.

Il n'existe pas de remèdes capables de rendre la santé. C'est la nature elle-même qui rétablit l'ordre perturbé par de mauvaises habitudes.

Le jeûne ne fait pas autre chose que de rendre possible son action, de la respecter et la favoriser.

C'est la maladie elle-même qui guérit.

Vouloir arrêter le cours de la maladie, déranger son évolution normale, c'est en fait empêcher la guérison totale, arrêter la purification organique, et fixer à demeure, dans le corps, des toxines néfastes.

Le jeûne met donc l'organisme en état de désintoxication, ce qui aboutit à la guérison:

- le jeûne repose les organes vitaux;
- le jeûne arrête le flot de nourriture que le malade n'arrive pas à digérer parfaitement et qu'il n'assimilait que partiellement avec comme résultat la fatigue et l'empoisonnement;
- le jeûne vide le canal alimentaire et le débarrasse des bactéries de putréfaction;

- le jeûne permet aux organes d'élimination de terminer et parfaire le nettoyage en suspens ;
- le jeûne rétablit les sécrétions régulières et l'activité chimique normale et physiologique ;
- le jeûne favorise la désintégration et l'absorption des exsudations, dépôts, tissus malades, tumeurs, kystes, etc. ;
- le jeûne rajeunit les cellules et les tissus ;
- le jeûne permet la conservation et la redistribution de l'énergie ;
- le jeûne clarifie et fortifie l'esprit ;
- le jeûne améliore les fonctions de tout l'organisme.

Le jeûne religieux

Le jeûne religieux remonte, à l'origine, bien avant l'ère historique. L'abstinence partielle ou totale de nourriture ou de certains aliments, à des saisons déterminées, était pratiquée en Assyrie, en Perse, en Grèce, à Rome, aux Indes, en Palestine, etc.

C'était une pratique répandue, infligée comme moyen de pénitence, en signe de deuil ou en préparation de rites religieux tels le baptême et la communion.

À l'aube de la civilisation, les Mystères anciens, qui étaient une adoration secrète ou religion de sagesse qui prospéra pendant des milliers d'années en Égypte, aux Indes, en Grèce, en Perse, en Thrace, en Scandinavie, chez les Goths et les Celtes, préconisaient et pratiquaient le jeûne.

La religion druidique chez les peuples celtiques demandait une longue période de préparation comprenant le jeûne et la prière avant que le candidat puisse avancer. Un jeûne de cinquante jours était nécessaire dans la religion Mithriaque, en Perse. En fait, le jeûne était commun à tous les mystères qui se rapprochaient tous des mystères égyptiens et en dérivaient probablement.

On dit que Moïse jeûna pendant plus de cent-vingt jours sur le mont Sinaï.

Pendant près de deux cents ans, la religion chrétienne a recommandé la prière et le jeûne.

Le jeûne est mentionné assez souvent dans la Bible. Plusieurs jeûnes très longs y sont relatés : celui de Moïse, quarante jours ; Élie, quarante jours ; David, sept jours ; Jésus, quarante jours ; Luc, « je jeûne deux fois par semaine » ; Mathieu, « cette espèce ne pourra être sauvée que par la prière et le jeûne ».

La Bible conseille aux jeûneurs de ne pas prendre une attitude triste mais de trouver du plaisir dans le jeûne et d'accomplir son travail ; que certains jeûnes soient des jeûnes de gaîté.

Pendant près de deux cents ans, la religion chrétienne a recommandé la prière et le jeûne, puis l'histoire du jeûne de quarante jours dans le désert a été racontée durant des milliers de sermons.

Les jeûnes religieux étaient fréquemment pratiqués au début du christianisme et pendant le Moyen Âge.

Chez les premiers chrétiens, le jeûne faisait partie des rites de purification.

Le jeûne est encore une pratique régulière parmi les nations orientales, surtout parmi les hindous.

Les pénitents endurcis de l'église primitive se retiraient souvent dans le désert durant un mois ou deux afin de combattre les tentations. Ils pouvaient boire l'eau d'une vieille citerne délabrée pendant ce temps, mais manger ne serait-ce qu'un grain de millet était considéré comme une violation de leurs vœux et détruisait les mérites de leur pénitence. À la fin du second mois, les « renonciateurs décharnés » avaient suffisamment de forces pour retourner chez eux sans avoir besoin d'assistance.

L'auteur de la Peregrinato Silvioe, en décrivant comment le Carême était observé à Jérusalem, quand il y était, aux environs de 386 après J.-C., dit : « Ils s'abstenaient totalement de nourriture pendant le Carême, excepté les samedis et dimanches. Ils prenaient un repas vers midi le dimanche et après cela, ils ne prenaient rien d'autre jusqu'au samedi soir. C'était leur règle pendant le Carême. »

Bien que l'Église catholique n'ait aucune règle ordonnant le jeûne, de la façon dont nous employons ce terme, il était autrefois volontairement pratiqué par beaucoup d'individus.

Le jeûne, que ce soit l'abstinence totale de nourriture ou l'abstinence d'aliments défendus, est considéré par cette Église comme une pénitence.

L'Église catholique enseigne aussi que Jésus jeûna dans le but d'instruire et d'encourager la foi en la pratique de la pénitence.

Le jeûne de Carême des catholiques ne consiste également qu'en une période d'abstinence de certains aliments défendus, bien qu'il y ait des catholiques qui profitent de cette période pour faire un jeûne réel.

L'abstinence de viande autre que le poisson des jours de jeûne paraît avoir seulement été ordonnée pour aider les industries de la pêche et de construction navale.

Chez les musulmans, le Ramadan* est un jeûne intermittent qui consiste à jeûner jusqu'au coucher du soleil, puis à faire ensuite un repas.

Durant cette période les pratiquants ne peuvent ni boire de vin ni fumer de cigarettes, du lever au coucher du soleil. Malheureusement nombre d'entre eux s'adonnent à des orgies et passent la nuit à festoyer pour compenser leur abstinence pendant le jour.

Chez les juifs, le jeûne signifie toujours l'abstinence totale de nourriture et au moins un de leurs jours de jeûne comporte l'abstinence d'eau également. Leurs périodes de jeûne sont ordinairement de courte durée.

Le jeûne formait une partie des rites religieux des Aztèques et des Toltèques du Mexique, des Incas du Pérou et d'autres tribus américaines.

Le jeûne était aussi pratiqué par les insulaires du Pacifique ; il y a aussi des récits de jeûne en Chine et au Japon, même avant le contact de ces pays avec le bouddhisme.

* Voir le livre *Un Ramadan en pleine santé !* de Marina Sessa paru aux éditions Exuvie.

En Asie orientale et partout où le brahmanisme et le bouddhisme se sont répandus, la pratique du jeûne s'est maintenue.

Le jeûne en tant que magie : le jeûne des tribus comme chez les Indiens d'Amérique, entrepris pour éviter une calamité menaçante, ou le jeûne semblable à ce que faisait Gandhi pour purifier l'Inde, est une manière d'employer le jeûne en tant que magie.

Le jeûne fut observé dans les cérémonies privées aussi bien que dans les cérémonies publiques chez les Indiens d'Amérique.

Les pères des enfants nouveau-nés sont tenus de jeûner chez les Mélanésiens.

Le jeûne faisait souvent partie du rite d'initiation à l'âge adulte ou dans les pratiques sacrées rituelles de nombreuses tribus.

Les douze jours de jeûne de David racontés dans la Bible, lors de la maladie de son fils, constituent un jeûne magique.

Le jeûne cérémoniel observé dans plusieurs religions peut être classé comme étant un jeûne magique.

Si nous faisons soigneusement la distinction entre le jeûne magique et le jeûne de protestation, comme dans les grèves de la faim, nous pouvons dire que le jeûne magique est un jeûne entrepris pour atteindre un but désiré extérieur à la personne du jeûneur.

Nous sommes intéressés par de tels jeûnes, simplement parce qu'ils sont une autre preuve que l'homme, comme les animaux inférieurs, peut jeûner pendant des périodes étendues et qu'il peut le faire aussi, non seulement sans danger, mais tout en retirant des avantages positifs.

Le jeûne dans la maladie

On estime que le jeûne a été pratiqué sans interruption depuis dix mille ans, pour le soulagement de la souffrance humaine. Sans aucun doute, il a été employé depuis l'époque où l'homme commença à être malade.

Le jeûne faisait partie des méthodes de rétablissement pratiquées dans les anciens temples esculapiens, 1300 ans avant J.-C.

Hippocrate, le mythique « père de la médecine » grec, semble avoir prescrit une abstinence complète de nourriture quand une « maladie » était dans sa phase ascendante, et spécialement pendant la période critique, et une diète sobre dans d'autres occasions.

Plutarque dit :
« Plutôt que d'avoir recours à la médecine, jeûnez un jour. »

Avicenne, le grand docteur arabe, prescrivait souvent des jeûnes de trois semaines ou plus.

L'homme, comme les animaux inférieurs, a toujours jeûné dans le cas de maladie grave.

À une époque plus moderne, la profession médicale a enseigné aux malades qu'ils doivent manger pour maintenir leurs forces et, que s'ils ne mangent pas, leur résistance baisse et ils perdent leurs forces.

L'idée qui les guide est que si les malades ne mangent pas, ils peuvent mourir. La vérité est plutôt à l'opposé : plus ils mangent, plus ils risquent de mourir.

Quand les animaux sont malades, ils refusent toute nourriture. C'est seulement quand ils sont rétablis, et pas avant, qu'ils se remettent à manger.

Il est aussi naturel ou normal pour l'homme de refuser la nourriture quand il est malade que cela l'est pour les animaux.

Sa répulsion naturelle pour la nourriture est un guide sûr qui lui indique quand il ne faut pas manger. Les aversions et les dégoûts des malades, spécialement pour la nourriture, le bruit, le mouvement, la lumière, l'air vicié, etc., ne doivent pas être ignorés. Ils expriment des mesures protectrices du corps malade.

Famine et guerre

La guerre et la famine, soit que la famine ait été produite par la sécheresse, les insectes, les inondations, tornades, tremblements de terre, gelées, neige, etc., ont fréquemment privé de nourriture des populations entières pendant de longues périodes, les forçant ainsi à jeûner.

Dans beaucoup de ces cas, elles ont eu des réserves limitées de nourriture, mais dans d'autres cas, aucune nourriture n'a été disponible pendant de longues périodes, prouvant ainsi que le jeûne est, comme pour les animaux, un moyen important de survivance dans de telles circonstances.

De telles périodes de privations prolongées étaient beaucoup plus fréquentes autrefois qu'aujourd'hui, où les transports rapides et les moyens de communication modernes rendent possible l'apport de nourriture, en très peu de temps, aux gens habitant les régions où sévit la disette.

Le jeûne en cas de choc émotionnel

Le chagrin, les soucis, la colère, l'agitation mentale et autres irritations émotionnelles, ont sur l'appétit et la digestion une action aussi néfaste que la douleur, la fièvre et une grave inflammation.

LA MONODIÈTE

La monodiète est une restriction alimentaire. Elle n'est pas totale comme le jeûne que nous venons d'étudier, elle se limite à un seul aliment pris en quantité suffisante pour ne pas avoir faim.

Beaucoup de personnes préfèrent la monodiète au jeûne car ils ont peur de perdre des forces et appréhendent de ne pas manger.

La durée d'une monodiète est variable, elle peut être d'une à deux journées, d'une semaine, d'un mois.

L'aliment doit être le même au cours d'une journée entière, de qualité biologique et non dénaturé. Le plus efficace est le fruit : raisin, pomme, abricot, poire, orange, ananas, pamplemousse, de préférence au moment des saisons, ou le fruit sec tel que noix, amande ou fruit séché tel que figue, datte, raisin sec.

On peut effectuer une monodiète avec des aliments cuits : riz, pommes, légumes, mais je ne suis pas favorable à ce genre de diète.

Entrer et sortir brusquement de la monodiète ne pose aucun problème. Il faut simplement éviter les repas copieux la veille et le lendemain.

La monodiète au jus de légumes est excellente en cas de troubles digestifs, grippe, mal de gorge, etc.

Ce jus doit être fait maison, sans céréale, sans sel, sans matière grasse. Les bébés de quelques mois, atteints de troubles gastro-intestinaux dus au lait étranger de la mère et aux farines sucrées, guérissent par une monodiète au jus de carotte.

Les personnes âgées retrouvent beaucoup de force et d'énergie par des cures prolongées de monodiète.

C'est un des meilleurs moyens de prolonger l'existence
et d'éviter les désordres physiologiques dus à l'âge.

Un jour par semaine est excellent pour rester en bonne santé.

La monodiète des Hounza

Les Hounza, un peuple qui ignore la maladie.

Ils vivent aux confins de l'Inde. Ce peuple auquel manque, selon nos critères, une alimentation nécessaire à la santé, à la capacité de travail et à la joie de vivre, est tenu de se nourrir tout au long de l'année avec une sobriété spartiate. De plus, il est obligé d'endurer chaque printemps un temps prolongé de famine.

Ce peuple est loin d'offrir, comme on pourrait le supposer, le spectacle d'une race affaiblie et affligée de nombreuses maladies. Il se trouve être le plus sain, le plus frais et le plus vivace de tous les peuples connus sur terre, une race qui ignore la maladie.

Les Hounza se nourrissent de produits végétaux qui ont poussé sur leur sol. Aucun élément de leur régime alimentaire n'est importé, à part un peu de sel. L'avantage de la nourriture cultivée, c'est de la consommer dans toute sa fraîcheur vitale.

Le trait prédominant de l'alimentation des Hounza est la place accordée au fruit qui satisfait leur besoin de sucre. Il en résulte deux grands avantages : le travail d'assimilation du sucre est facilité et leur besoin en sucre plus vite satisfait.

Leur nourriture, frugale, mangée surtout à l'état cru, possède une valeur d'assouvissement qui contribue probablement à leur faciliter l'abstention des excitants.

Leur santé légendaire, presque tous centenaires, est due également à la monodiète qu'ils pratiquent l'hiver dans leurs rudes montagnes de l'Himalaya. Ils ne vivent pendant cette période froide que d'abricots séchés.

Souvent, ils n'ont pas assez de nourriture et doivent jeûner quelques semaines pour attendre le printemps. Cette forme de monodiète printanière est renouvelée chaque année. Elle est assurément un des grands facteurs déterminants de la santé exceptionnelle de ce peuple.

En résumé, les caractères essentiels de l'alimentation des Hounza sont :

- nourriture avant tout végétarienne ;
- importance donnée au régime cru ;
- prédominance du fruit dans le régime quotidien ;
- aliments naturels, non frelatés, apprêtés de façon à en conserver tous les éléments vitaux ;
- excitants et friandises pris exceptionnellement ;
- emploi modéré du sel de cuisine ;
- nourriture provenant du sol natal et ayant crû sur un sol en parfait équilibre ;
- alimentation très économique et mesurée ;
- période annuelle de privation.

(Voir le livre de Ralph Bircher : *Les Hounza, un peuple qui ignore la maladie.*)

Discours de Comaro

Dans un de ses discours, vers l'âge de 100 ans, Comaro disait :

> Je jouis parfaitement de cette vie mortelle grâce à la sobriété et la diète qui sont infiniment agréables à Dieu. La diète est la protectrice des vertus et l'ennemi irréconciliable des vices et je jouis par anticipation de la vie éternelle en pensant si souvent au bonheur dont elle doit être accompagnée que je ne songe quasiment plus à autre chose.
>
> J'envisage la mort comme un passage nécessaire pour arriver au ciel.
>
> Il n'y a personne qui ne puisse espérer une semblable félicité s'il veut vivre comme moi car, enfin, je ne suis ni un saint, ni un ange.
>
> Je suis un homme et le serviteur d'un Dieu à qui la vie réglée est si agréable qu'il récompense dans ce monde ceux qui la pratiquent.
>
> Ils ne connaissent pas le prix de dix années d'une vie saine : dans un âge où l'homme peut jouir de toute sa raison et profiter de toutes ses expériences, dans un âge où l'homme peut paraître véritablement homme par sa sagesse et par sa conduite, enfin, dans un temps où il est en état de recueillir les fruits de ses études et de ses travaux.
>
> La sobriété nous maintient dans l'état naturel où nous devons être.
>
> Nous sommes jeunes plus longtemps, l'âge viril est accompagné d'une vigueur qui ne commence à diminuer qu'après beaucoup d'années.
>
> Il faut le cours d'un siècle pour former des rides et des cheveux blancs.
>
> Ô santé et salutaire sobriété ! puissant secours de la nature ! nourrice de la vie ! véritable médecine du corps et de l'âme ! Combien l'homme doit-il te donner de louanges et sentir la reconnaissance de tes bienfaits puisque tu lui fournis les moyens de gagner le ciel et de conserver sur la terre sa vie et sa santé.

chapitre 10

LA RESPIRATION, LA MÉDITATION, LE BÂILLEMENT

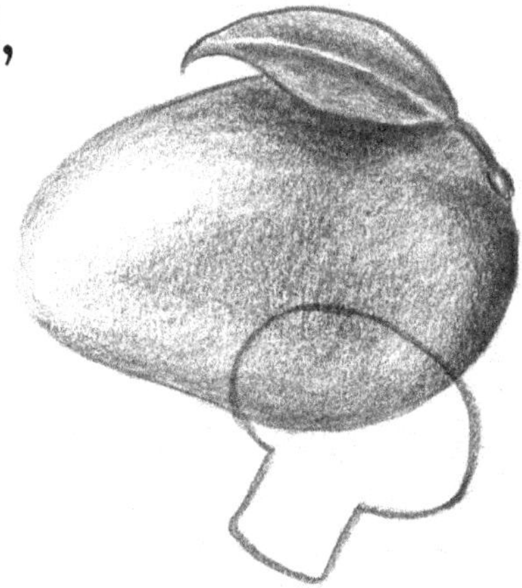

LA RESPIRATION

L'air que nous respirons est aussi important, sinon plus, que l'alimentation. L'être humain absorbe par jour pour se nourrir, en moyenne, un kilo de solide et un kilo de liquide. Il respire chaque jour 15 kg d'air (12 000 litres) soit 3 kg d'oxygène.

Certains diront que la nourriture est un art que l'on apprend alors que la respiration prend soin d'elle-même, toute notre vie, sans nous en occuper. C'est une grave erreur, la respiration doit être l'objet de toute notre attention.

En effet, il y a un nombre colossal de déformations organiques dues à la seule insuffisance respiratoire.

Le nombre de bons repas, même intelligemment combinés, est sans profit pour l'organisme par suite d'insuffisance d'oxygénation.

Nil Hahoutoff a observé que, dans l'alimentation, chaque espèce vivante a une respiration qui lui est propre.

C'est une erreur de penser que la lenteur de la respiration est fonction de la taille de l'animal. Par exemple, le lézard et le grand crocodile ont la même respiration, ultra rapide, tout près des pattes de derrière; pourquoi cette respiration si basse? C'est en fonction de l'évolution des espèces; plus la respiration est basse, plus l'espèce est primitive.

La respiration thoracique moyenne et haute est en rapport avec les activités olfactives et intellectuelles. Elle n'appartient qu'à l'homme.

Lorsque la vie humaine s'épanouit sans un équilibre harmonieux sur les trois plans – physique, affectif, mental –, les trois étages du poumon, inférieur, moyen et supérieur, sont en activité.

Ils accompagnent ces manifestations par une large ventilation fournie par une respiration physiologiquement complète: abdominale, costale moyenne et sommitale.

À l'inverse, la pratique constante de cette respiration complète favorise et entretient l'épanouissement et l'équilibre des trois activités.

Dans ces conditions, la durée de chaque respiration devient infiniment plus longue que celle communément observable qui, en comparaison, n'est qu'un halètement.

En effet, chez l'homme, on observe vingt respirations par minute et dans certaines conditions favorables, quinze seulement.

Cela fait trois secondes par respiration, au mieux quatre.

Or, la respiration physiologiquement complète de l'être humain adulte est telle que sa durée comprend sept secondes pour l'inspiration, sept secondes pour l'expiration, et entre les deux se situe un arrêt spontané de la moitié de ces temps, soit trois secondes et demie.

Nous trouvons ainsi dix-sept secondes et demie par respiration, soit dix fois plus que la normale observée.

La respiration courante des humains est six fois trop rapide avec toutes les conséquences que cela implique.

Les espèces dont la respiration est très rapide dévorent des quantités énormes d'aliments, comme le lapin.

Lorsque la respiration d'un individu se ralentit par suite d'exercices, ses besoins alimentaires et l'attrait de la nourriture diminuent automatiquement.

La respiration humaine est lente : dix-huit secondes. Mais existe-t-elle ? Elle apparaît spontanément chez chacun mais une dizaine de fois seulement dans une journée sous forme de soupirs profonds.

Ceux-ci échappent à notre conscience, étant trop éloignés les uns des autres, trop dilués dans un ensemble.

En présence d'une fatigue intense, particulièrement nerveuse, ou d'un trouble psychologique profond, c'est par une série de soupirs que l'organisme rétablit rapidement sa vitalité ou son équilibre psychique, sans lequel l'être humain ne pourrait vivre. Une intense satisfaction, un apaisement immédiat et profond sont ressentis.

La respiration habituelle, normale, de tous les instants,
doit être au moins de la valeur des soupirs.
Toute la vie se trouve ainsi modifiée, le physique et le psychique.

Il existe de nombreuses techniques de respiration pour libérer les tensions qui existent à l'intérieur de notre organisme.

La plus connue est le *rebirthing* que j'ai pratiqué et enseigné pendant de nombreuses années.

Son créateur, l'Américain Léonard Orr, a surtout basé sa méthode sur les traumatismes de la naissance et de l'enfance. Il a constaté :

- que tous les humains souffrent d'une respiration bloquée ;
- que chaque expérience négative que nous vivons dans notre corps peut restreindre notre capacité respiratoire ;
- que la respiration est une des plus grandes puissances de guérison de notre corps.

Il y a aussi une autre technique respiratoire que j'aime pratiquer, c'est la biorespiration créée par Désiré Mérien.

Celui-ci nous dit : « Elle a l'avantage d'aider les personnes à modifier leur régime alimentaire, elle débloque les tensions corporelles et émotionnelles, même anciennes dont on pensait qu'elles ne nous affectaient plus. »

Lorsque les candidats jeûneurs pénètrent dans les régimes de désintoxication qui précèdent le jeûne, j'ai été amené à observer qu'ils deviennent souvent fragiles dans leur comportement psychologique.

Nombre d'entre eux deviennent irritables, ils supportent de plus en plus mal le bruit, la lumière, etc. On les sent tendus et moins sociables pour leur entourage que lorsqu'ils sont dans leur état d'alimentation habituelle.

Parfois ces tensions s'accompagnent de crampes musculaires douloureuses. J'ai pu observer ces phénomènes de levées tensorielles et de déblocages émotionnels chez des personnes obèses.

Autrefois, nous ralentissions le jeûne et l'arrêtions même parfois malencontreusement. Maintenant, nous utilisons la technique de biorespiration pour réduire ce problème de limitation psychique.

C'est le seul pouvoir de l'hyperventilation continue qui provoque les levées tensorielles et les déblocages émotionnels.

La biorespiration, comme le jeûne, est une technique revitalisante d'ordre subconscient. En effet, les tensions corporelles proviennent d'un excès d'acide organique dans le corps.

Par exemple, un excès d'acide lactique obtenu après des exercices physiques trop violents ou prolongés, provoque le phénomène de l'apparition des crampes qui sont des tensions corporelles portées à l'extrême, d'où l'intérêt à observer une alimentation alcalinisante.

L'alimentation végétarienne qui nous couvre largement en sels minéraux, restreint cette situation d'acidose et, par le fait, représente un facteur de protection contre les tensions corporelles.

Pour déloger les tensions corporelles dans les muscles, l'un des procédés est le massage.

Mais la respiration continue ou biorespiration, en chassant rapidement du sang un excès d'acide carbonique, permet également de libérer les tensions.

Comme la vie émotionnelle conditionne largement nos comportements, il est donc intéressant de réfléchir à la manière dont elle se déroule et d'observer ses composantes. Ainsi un végétarien aura-t-il parfois des difficultés à vivre dans un milieu omnivore.

Il recevra et émettra des marques d'attention qui risquent de crisper les diverses parties, si la tolérance, voire la jovialité, ne viennent les présenter différemment.

La biorespiration s'effectue en respirant d'une manière continue.

Elle aboutit à l'hyperventilation de l'organisme tout entier. Mais c'est l'activité accrue de l'hypothalamus, favorisant la levée des tensions et les déblocages émotionnels, qui contribue à dissoudre la résistance qui s'oppose à l'effacement de nos tensions.

Exister librement en laissant sortir de soi ses tensions n'est pas chose aisée. Trop de stress sont intervenus depuis la naissance : ils nous ont enfermés peu à peu dans une cuirasse qui nous étouffe.

La respiration possède un merveilleux pouvoir qui permet de nous libérer et de sentir l'énergie vitale circuler en nous.

Ce ressenti se traduit concrètement en cours de séance, par la perception de fourmillements, de vibrations diverses qui envahissent l'organisme, des picotements intenses aux extrémités des membres qui peuvent se tétaniser parfois – les mains en particulier – et de crampes au mollet.

C'est pourquoi je préconise des séances courtes successives qui permettent des réactions supportables.

La biorespiration ne développe pas des états maladifs. Elle permet au contraire de s'en libérer, notamment chez les spasmophiles et chez ceux qui ont des tendances à développer spontanément des crises de tétanisation accompagnées parfois d'étourdissements, de malaises, de cauchemars.

L'objectif final de la biorespiration est de tenter de revivre le premier souffle de manière harmonieuse.

Lorsqu'il est correctement effectué, aucune programmation de peur n'affecte plus le phénomène respiratoire. La respiration s'amplifie naturellement et durablement.

On appelle cela la respiration en « pilote automatique »; c'est une sensation très agréable. Lorsqu'on accède à ce type de respiration libérée, on dit que l'on est parvenu à la libération du souffle.

À cet instant, la respiration devient aussi profonde, mais son soutien ne nécessite pas d'effort conscient. C'est toute la différence. La respiration devient maximale et se continue ainsi.

Le néophyte qui ne possède aucune expérience de ces situations respiratoires ne peut concevoir que très difficilement nos propos. C'est pour cela que le conseiller en biorespiration a un rôle déterminant.

Il doit savoir laisser vivre la totalité de cette expérience aux participants.

Après la mise en route, il se tient à l'écart, disponible. Il surveille la séance en écoutant les rythmes respiratoires et en observant la salle.

Lorsqu'il perçoit l'accélération de la respiration, il s'approche pour constater l'intensité du phénomène et la réaction de la personne. Si nécessaire, il la tranquillise en lui assurant que ce qu'elle perçoit est le travail de déblocage qui s'engage.

Même informée, la personne vit parfois des moments d'angoisse. Il est important que le conseiller lui donne confiance en lui confirmant que tout va redevenir normal après quelques minutes.

Comment ralentir le processus ?

Il suffit généralement de cesser de respirer par la bouche pour revenir à une respiration nasale. La durée d'une séance est d'une heure théorique mais elle peut être variable chez les tendus et spasmophiles, elle peut être d'une dizaine de minutes, chez d'autres d'une demi-heure à trois quarts d'heure.

Après la période de décharge survient une phase de grand calme : c'est la relaxation qui dure de quinze à trente minutes. La personne recherche alors la chaleur sous la couverture et adopte souvent différentes positions, en particulier celle du fœtus.

La relaxation est profonde allant parfois jusqu'au sommeil récupérateur de l'énergie dépensée précédemment. Chez d'autres, le rire et l'expression de joie fusent. La décharge des tensions agit immédiatement sur le comportement des participants.

Exercice de purification

C'est un excellent exercice indiqué par de nombreux yogis qui amène une purification de tout le système respiratoire. Il agit sur l'ensemble de notre organisme notamment sur le système digestif.

Position à adopter

S'asseoir le dos droit, placer la main droite sur le visage :

- le pouce sert à boucher la narine droite,
- l'index et le majeur sur le front,
- l'annulaire bouche la narine gauche,
- on ferme les yeux,
- l'exercice doit durer 5 à 10 minutes,
- les doigts doivent être détendus.

Cycle de respiration

- Fermez la narine droite avec le pouce, expirez doucement par la narine gauche.
- Quand l'expiration est finie, inspirez doucement par la narine gauche.
- L'inspiration finie, bouchez la narine gauche avec l'annulaire, expirez doucement par la narine droite. L'expiration finie, inspirez doucement par la narine droite.
- L'inspiration finie, bouchez la narine droite avec le pouce, expirez doucement par la narine gauche.
- Continuez le cycle alterné entre les deux narines.
- Laissez la respiration devenir de plus en plus calme. Rapidement vous sentirez un apaisement du mental.

- Continuez l'exercice pendant 5 à 10 minutes.
- Puis arrêtez-le et respirez normalement.
- Restez quelques minutes tranquillement assis à ressentir les bienfaits de cet exercice purificateur.

LA MÉDITATION

La méditation est un état de silence et devrait par la pratique devenir un état de non-pensée. C'est un moment d'inaction, de relaxation complète physique et psychique.

La méditation est un moyen de mettre le mental de côté en le laissant défiler, sans s'identifier à lui. Il faut choisir une méditation que vous aimez et utilisez-la autant de fois que vous le voulez ; une à deux fois par jour, même quelques minutes.

C'est la régularité qui est importante. Cela peut être le matin ou le soir à un moment où vous êtes le plus tranquille. Si au bout d'un certain temps, elle ne vous convient plus, cela prouvera que vous avez évolué. Trouvez un autre thème et ne pratiquez pas plusieurs méditations à la fois, cela entraîne la confusion.

Il faut trouver un espace à soi pour méditer et utiliser toujours cet endroit. Cela crée une vibration particulière dont vous pourrez bénéficier à chaque méditation.

Choisissez également une heure régulière pour méditer. Votre corps et votre esprit seront programmés et votre méditation se fera dans la facilité.

Quelle prière utiliser : il y en a de multiples mais la meilleure est celle que vous découvrirez par vous-même et que vous sentirez au plus profond de vous.

Toutefois je vous indique ma préférence : c'est la méditation liée à la respiration, que vous pouvez faire à tout moment, debout, assis ou allongé.

Vous devrez observer votre respiration, sentir le contact de l'air qui pénètre et qui sort par le nez, respiration douce et silencieuse, à un rythme régulier.

Chacun possédant son propre rythme respiratoire, il y a donc lieu de respirer d'une façon continue par le nez exclusivement : inspiration, temps d'arrêt, expiration, temps d'arrêt, etc.

Faites-le pendant le temps que vous vous êtes fixé, puis vous vous apercevrez que les temps d'arrêt après l'expiration et l'inspiration augmentent de plus en plus.

Pendant les temps d'arrêt expiratoires, il n'y a plus d'apport d'oxygène, les pensées cessent et le corps tout entier se relâche. C'est alors un grand moment de plénitude, de détente et de joie.

C'est une technique simple et efficace, basée sur notre propre respiration mais il convient d'être attentif au départ sur les arrêts respiratoires après l'inspiration et l'expiration et d'être régulier dans la pratique.

Il est préférable de faire un quart d'heure par jour qu'une heure par semaine.

Les moines bouddhistes ont pratiqué cette méthode pendant des siècles. Ils avaient ainsi une grande énergie et n'avaient besoin, de ce fait, que de très peu de nourriture.

Ils ne prenaient qu'un seul repas par jour bien qu'ils travaillassent dans les fermes.

Ils avaient appris à conserver leur énergie par la méditation et les techniques respiratoires.

À chaque fois que vous vous sentirez fatigué, déprimé, prenez quelques instants, asseyez-vous, fermez les yeux et respirez : inspiration, intervalle, expiration, intervalle. Vous retrouverez le bien-être et le sourire.

Vous pouvez utiliser cette méthode autant de fois que vous le voulez dans la journée. C'est votre compagne la plus fidèle pour vous servir et vous aider.

LE BÂILLEMENT

Excellent exercice de relaxation. Le bâillement consiste à inspirer profondément de l'air. Cet exercice, déclenché par la volonté subconsciente, a pour objet d'approvisionner surabondamment l'organisme en air.

C'est un acte mal considéré dans notre société occidentale car c'est un manque de politesse. Pourtant le bâillement, comme tout acte non maîtrisé, est libérateur d'une situation intérieure tendue. Chacun se sent mieux à l'issue de ces exercices de prises d'air.

Le bâillement se traduit par des mouvements latéraux de la mâchoire inférieure, mobile, par rapport à la supérieure qui est fixe. Les extrémités des branches de la mâchoire inférieure s'appellent les condyles.

Chez l'homme, ils ont une forme arrondie qui autorise les mouvements verticaux et latéraux.

Nous pouvons donc utiliser cette faculté de déplacement latéral de la mâchoire inférieure pour induire le mouvement du bâillement.

Installez-vous debout, en bon équilibre, en écartant vos deux pieds. Commencez à déplacer volontairement votre mâchoire inférieure de gauche à droite et vice-versa.

Peu à peu, vous ressentirez que le mouvement s'effectue spontanément et c'est alors que se produira le besoin irrésistible de prendre de l'air.

Ne vous y opposez pas, le bâillement est enclenché. Laissez-le aller à son terme, c'est-à-dire jusqu'à plein contentement en oxygène. Pour éviter de mettre la main devant votre bouche, placer vos mains sur les hanches de telle façon que les pouces « accrochent à l'arrière ».

Il est important de s'entraîner à bâiller pour se délasser et récréer son énergie vitale.

Les moments les plus propices sont en fin de matinée ou en fin d'après-midi lorsque la digestion est au repos et que l'on se situe dans le jeûne de la mi-journée.

Si vous vous sentez stressé,
utilisez cette possibilité pour vous détendre.

Bien appliquée, cette méthode simple vous apportera beaucoup de satisfaction et une meilleure tranquillité.

chapitre 11

LE REPOS, LE SOMMEIL, LE SOLEIL

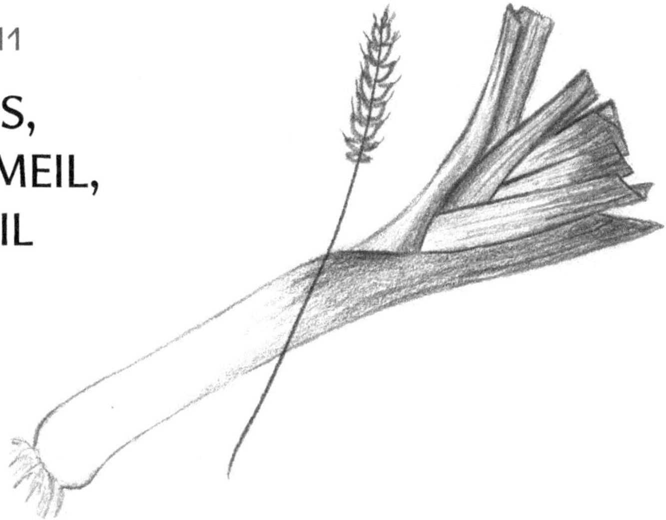

LE REPOS ET LE SOMMEIL

L'homme fatigué ne sait pas se reposer, il prend plus souvent un stimulant. Il a abandonné les vieilles habitudes naturelles, se lever tôt et faire une sieste à midi.

La vie moderne actuelle le pousse à conserver ses activités, sans s'arrêter, aussi bien le jour que la nuit. Il pense que de s'installer devant un téléviseur va le reposer et le relaxer.

Comment font les animaux ?

Ceux qui vivent à l'état naturel savent se reposer. Ils cessent toute activité au coucher du soleil et se reposent toute la nuit et parfois dans la journée, sauf bien sûr les animaux nocturnes. La nuit est le moment propre au sommeil. Le nombre d'heures de sommeil devrait être réglé par le moment qui sépare la lumière de l'obscurité.

Il a été prouvé que le manque de sommeil a pour résultat un amoindrissement de la productivité physique et mentale.

Ainsi, la sensibilité, la mémoire, la raison sont moins précises. L'endurance est diminuée. Avec plus de repos et de sommeil, les gens coléreux et irritables sont beaucoup plus calmes. Souvent, les personnes fatiguées ne sont pas capables de se contrôler. La fatigue émotionnelle est plus néfaste que l'activité physique. Les émotions fortes épuisent l'énergie nerveuse.

Les personnes qui se tracassent et s'irritent à propos de tout et de rien sont toujours en mauvaise santé. Elles seront incapables de digérer leur nourriture.

La relaxation et le sommeil seront impossibles car leurs muscles seront tendus. Seul un séjour à la campagne, en bonne compagnie, permettra de se détendre.

La relaxation est un état d'abaissement de l'activité mentale, de tension émotionnelle, de tonicité musculaire. En nous étudiant longuement, nous pouvons découvrir nos tensions et les apaiser à l'aide de la respiration, empêchant ainsi une perte d'énergie nerveuse.

C'est vous seul, par des exercices appropriés de yoga ou autres, qui trouverez les points qu'il faut détendre. Les sportifs entraînés, les danseuses de ballets, se relaxent facilement car ils connaissent bien leurs tensions locales.

En cas de maladie, celui qui ignore le principe du repos,
en stimulant les activités du corps, barre la route à la guérison.

La sieste après le repas de midi mérite aussi de retrouver sa place dans notre vie moderne. La sieste, dans le Sud, est une vieille coutume mais aussi un besoin réel, surtout au moment des saisons chaudes.

Nous devrions imiter cette habitude même si nous habitons dans le Nord. Cela nous garantirait une énergie et une santé renouvelées.

La sieste peut durer de cinq à trente minutes. C'est la plus pratiquée dans le monde, au moins une fois par jour.

Vous pouvez la faire allongé, assis ou dans la position du coucher, chez vous, dans votre voiture, dans le train, au bureau, dans les ateliers, en plein air; ce ne sont pas les possibilités qui manquent.

La sieste courte est une sieste ultra rapide de moins de cinq minutes qui permet de dissoudre le stress et d'augmenter son énergie vitale avant un événement important: examen, rendez-vous, prise de parole en public, fatigue au volant, difficulté à se concentrer, etc.

La sieste est la source de la santé et de la créativité. C'est un outil extraordinaire pour aider l'homme à progresser pendant toute sa vie.

Il devrait exister une charte de la sieste dans les entreprises.

Les employeurs y gagneraient en productivité, compétitivité, économie.

La sieste n'est pas du temps perdu, mais du temps gagné.

LE SOLEIL

L'être humain commence à apprécier les bienfaits de la lumière solaire pour la santé.

Sans les rayons du soleil, il n'y aurait pas de vie sur terre. L'homme doit les rechercher tout en se protégeant la peau lors des fortes chaleurs. Cela fortifie son organisme et lui permet de retrouver la santé.

Il est stupéfiant de voir comment, en peu de temps, un enfant chétif et pâle peut, après avoir été exposé au soleil et à l'air pur, retrouver la santé.

Dans nos régions, il est difficile de prendre des bains de soleil toute l'année mais il est souhaitable, même avec une température froide, de profiter de chaque moment ensoleillé. Il suffit de se mettre à l'abri du vent, face au soleil, en faisant quelques exercices physiques et respiratoires; inutile d'attendre d'être en vacances.

Ne pas oublier qu'une exposition prolongée au soleil pompe votre énergie et peut vous brûler la peau. Certains adolescents arrivent à supporter l'été les rayons solaires pendant plusieurs heures grâce à leur énergie vitale importante.

Ce n'est pas le cas souvent des adultes et encore moins des vieillards que le soleil énerve et fatigue.

Vous devez commencer vos bains de soleil par une exposition de cinq à six minutes de chaque côté et augmenter progressivement chaque jour de une à deux minutes, jusqu'à ce que vous soyez capable d'assimiler trente minutes d'exposition sur le dos ou de face.

Il est important que les rayons solaires imprègnent une surface de peau la plus étendue possible, l'idéal est la nudité totale. Mais il faut être prudent, le but n'est pas d'obtenir une pigmentation très brune, mais de nourrir notre corps.

La lumière solaire a une fonction nutritive.
Elle est source de vie dont nous avons tous besoin.

En vous exposant progressivement au soleil, comme indiqué précédemment, vous n'aurez pas besoin d'appliquer de corps gras sur la peau. Les produits solaires les plus efficaces filtrent les rayons les plus bénéfiques du soleil : les ultra-violets. Profitez de votre exposition au soleil pour méditer sur la lumière. Vous serez surpris que votre être intérieur s'ouvre et s'épanouisse comme un fruit mûr.

Dans toutes les religions du monde, on médite et on prie devant le soleil. C'est un moment privilégié qu'il faut s'approprier le plus souvent possible pour se fortifier extérieurement et intérieurement. C'est lui qui nous donne la lumière de la vie.

Le lever du soleil est un moment privilégié. J'ai eu l'occasion de le contempler dans le désert. C'est très puissant dans cet espace de paix, de chaleur et d'air pur. C'est la plénitude. Vous pourrez avoir les mêmes résultats au bord de la mer, en montagne ou en forêt.

chapitre 12

LA LONGÉVITÉ

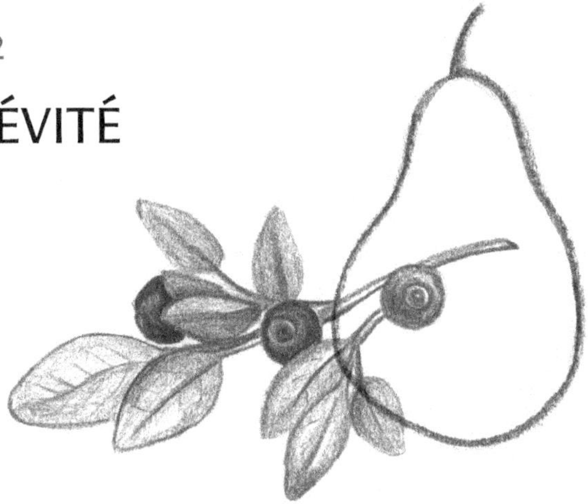

« La vie n'est pas courte, c'est nous qui l'abrégeons. » Sénèque.

Sous le prétexte de vouloir « vivre sa vie » ou de dire « s'il faut se priver, ce n'est pas la peine de vivre », ou encore « je préfère vivre dix ans de moins et ne pas me priver », on abuse de toutes les jouissances matérielles immédiates, notamment la nourriture, le sexe et la drogue. Ces plaisirs sont brefs en comparaison des désordres organiques et psychiques que cela occasionne car cela prépare à une vieillesse prématurée.

Écoutons ce que nous dit notre célèbre centenaire Comaro :

> Hélas ! Ils ne connaissent pas le prix de dix années d'une vie saine dans un âge où l'homme peut jouir de toute sa raison et profiter de toutes ses expériences, dans un âge où l'homme peut paraître véritablement homme par sa sagesse et sa conduite, dans un temps où il est en état de recueillir les fruits de ses études et de ses travaux.

Ce sont les bonnes habitudes, saines et pures, tant physiques que morales, conformes aux lois de la nature, qui nous permettent d'accéder à une longue et heureuse vieillesse.

Il est intéressant de comparer la durée de vie chez l'animal et chez l'homme.

Pour la majorité des animaux, la durée de vie est six à sept fois le temps de la croissance.

Le chien	2 ans de croissance 12 à 14 ans de vie
Le lion	4 ans de croissance 24 à 28 ans de vie
Le cheval	4 ans ½ de croissance 25 à 30 ans de vie
Le chameau	7 ans de croissance 40 ans de vie
L'éléphant	25 ans de croissance 100 à 150 ans de vie
L'homme	20 ans de croissance

Sa moyenne de vie devrait être de 120 à 140 ans.

Nous constatons que l'homme, qui se dit être le roi des animaux, n'arrive pas à égaler l'espace de vie de ses frères inférieurs.

La Bible qui fait loi dans les nations chrétiennes marque aussi dans la GENÈSE 6-3 : « Les jours de l'homme seront de 120 ans ».

De même, les récentes découvertes de Jean Rostand sur la longévité démontrent qu'un être humain devrait vivre jusqu'à 150 ans. L'être humain est biologiquement construit pour cela.

Ces 150 ans d'une vie où vieillesse ne serait pas synonyme de décrépitude ou de gâtisme, mais d'esprit de plus en plus clair et de tendresse de plus en plus grande. Les dernières études sur les peuples essentiellement crudivores, depuis des millénaires, corroborent ces affirmations : leur moyenne d'âge est de 120 ans.

Il est vraisemblable que l'une des premières erreurs de l'homme fut d'émigrer des pays tropicaux dont il était originaire. Ces pays le nourrissaient toute l'année par la force solaire et l'abondance des fruits et des herbes. Il lui fallut alors inventer le feu pour se réchauffer et attendrir la chair de ses frères animaux, seules ressources alimentaires hivernales des pays froids.

Sans doute aurait-il mieux agi en apprenant à hiberner !

L'être humain parcourt seulement la moitié du chemin de vie que la nature lui a donné. L'homme a trouvé les moyens de vieillir avant l'âge et l'on voit autour de nous des personnes de 40 ou 50 ans ayant l'aspect de vieillards.

L'homme ne sait pas conserver son capital d'énergie vitale qu'il a reçu au départ de sa vie.

Il le gaspille, le dilapide par des jouissances éphémères et sans lendemain.

De tout ce qui précède, j'ai la conviction que la vie humaine peut être prolongée si l'on parvient à utiliser habilement les connaissances de la vie saine avec la volonté de suivre quelques règles : limiter quantitativement une nourriture correcte, c'est-à-dire composée d'aliments conformes aux lois de la physiologie humaine, dans des combinaisons correctes suivant les besoins de son organisme.

Cela exige : une volonté suivie, de bien s'imprégner des lois de la vie saine de l'homme.

TEXTE BIBLIQUE

GENÈSE 1-29

> « Je t'ai donné toute plante portant graines et arbres
> dont les fruits seront ta nourriture. »

Dix générations plus tard, quand Noé quitta l'arche après le déluge et qu'il ne trouva pas de plantes et de fruits pour se nourrir, DIEU lui dit :

> « Toute créature vivante sera ta nourriture. »

Ce n'était que momentané, le temps que la végétation pousse. C'était une dispense.

Selon le livre *Torah Anthology*, la longévité commença à décroître justement après l'époque de Noé en raison du changement dans la vitalité atmosphérique et parce que la viande fut ajoutée à l'alimentation.

Dans le Lévitique 3-17, il est dit : « Tu ne mangeras aucune graisse et pas du tout de sang. » Ce dernier conseil est encore plus d'actualité de nos jours avec les maladies de dégénérescence dont souffrent les animaux.

À travers mes propres expériences, j'ai voulu par cet ouvrage vous permettre de trouver une meilleure santé.

C'est un guide pratique pour vous redonner l'envie :

- de manger sain, de boire sain, de penser sain, de vivre sain ;
- de manger des aliments de qualité et non en quantité, de bien mastiquer votre nourriture ;
- de respirer à pleins poumons ;
- de regarder la vie sous un autre jour ;
- d'avoir le désir profond de changer de vie ;
- d'accepter de faire certains sacrifices pour un plus grand bonheur ;
- de jeûner pour vous purifier ;
- de méditer au lever du soleil ;
- d'imaginer la vie positivement.

TÉMOIGNAGE

Je remercie madame Francine Marchand de Nantes qui a bien voulu témoigner dans ce livre.

> J'ai choisi de jeûner le vendredi depuis plus de deux ans. J'arrête de m'alimenter le jeudi soir et je reprends le samedi matin.
>
> Les résultats obtenus sur ma santé ont été au-delà de mes espérances.
>
> Mon psoriasis qui m'empoisonnait la vie depuis trente ans a disparu, mon cholestérol d'un taux de 3 est passé à 2,10, ma tension de 17/10 est devenue normale à 13/8.
>
> Mes diverses opérations chirurgicales, phlébite, goitre, descente d'organes sont des séquelles que je supporte sans difficulté.
>
> Je peux maintenant faire du sport que je n'ai jamais pratiqué auparavant : gymnastique, natation, vélo. J'ai beaucoup d'énergie et je me sens plus tonique.
>
> J'ai oublié de vous dire que j'ai maigri de 18 kg. J'ai 73 ans et je n'aurais jamais pensé avoir la volonté de m'imposer cette discipline du jeûne. Je n'ai eu aucune difficulté à appliquer cette façon de vivre. J'ai acquis une force intérieure et j'ai un seul regret : ne pas avoir commencé plus tôt.

Je tiens à exprimer ma profonde reconnaissance
à monsieur Désiré Mérien que je connais depuis trente ans.

Il m'a autorisé à publier certains de ses articles
et, par ses conseils,
j'ai pu mener à bien la réalisation de cet ouvrage.

DANS LA MÊME COLLECTION

- *Maîtrisez votre respiration*, Leonardo Pelagotti
- *Ces glandes qui nous gouvernent*, Jean du Chazaud
- *L'herbier à croquer*, vol. 1, François Couplan
- *Devenir triathlète : votre programme en 12 semaines*, Ouvrage collectif
- *Comment se soigner et guérir aujourd'hui ?*, Isaure Lamoureux
- *Cancer terminal : comment j'ai guéri de l'impossible ?*, Guy Tenenbaum
- *La toxémie : véritable cause des maladies*, John H. Tilden
- *Un Ramadan en pleine santé !*, Marina Sessa
- *La respiration pour la maîtrise de soi*, Leonardo Pelagotti
- *L'hygiène vitale pour votre santé*, Désiré Mérien
- *Le jeûne : une thérapie des émotions ?*, Claire Sibille
- *La thyroïde et le mystère des émotions*, Jean du Chazaud
- *Ultra Finisher: guide pratique pour trails du débutant à l'expert*, Éric Bonnotte
- *Les ondes, la 5G et notre santé*, Florence Rolando
- *Un esprit sain dans un corps sain*, Roger le Madec
- *Jeûne et santé*, Désiré Mérien
- *Guide familial des remèdes naturels*, Isaure Lamoureux et Fabien Moine
- *Guide des associations alimentaires : nutrition, compatibilités, menus*, Raphaël Perez
- *Guide des vitamines et des minéraux : optimisez votre alimentation ! Aliments et recettes santé*, Raphaël Perez

Imprimé en février 2024 par :

SEPEC
1 Rue Prony, 01960 Péronnas - France